# Never give up

Diary of hope

AF284981

Mein Selbstversuch zu einem schlanke-
ren Leben.

Wenn Ratgeberliteratur wirklich helfen würde, bräuchten keine neuen Bücher geschrieben zu werden, stattdessen werden ständig neue oder überarbeitete Ratgeber herausgegeben. So auch Dieser.

Wecke die innere Macht in dir und überwinde deinen Schweinehund. Mit den ersten Kilos die du verlierst wächst deine Ausstrahlung und dein Charisma. Es fällt dir leichter weiter zu machen. Wenn du bereit bist dein Leben zu verändern, dann musst du zwei Sachen bedenken. Du brauchst Ausdauer und Zeit. Dauerhaft abnehmen ohne den berüchtigten JoJo Effekt geht nicht in drei Monaten.

# Vom Autor bereits erschienen:

„Im Wendekreis des Virus" (Tatsachenkrimi)

„Der Virus kehrt zurück" (Tatsachenkrimi)

„Späte Zeit des Glücks" Thriller (Vergriffen)

„Ein Leben lang" Roman (Vergriffen)

„Saisonarbeit" Roman (Vergriffen)

„Ende der Weinlese" Fantasy

„Todholz" Krimi (Vergriffen)

„Deadly Running" Thriller

„Lach und Backgeschichten" Kurzgeschichten (Vergriffen)

„Never give up" Ratgeber

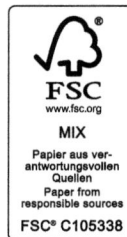

© 2021

Herstellung und Verlag:
BoD – Books on Demand, Norderstedt
ISBN: 978-3-7534-9762-4

Das ist meine Geschichte wie ich mit 66 Jahren anfing mein Leben zu ändern, mein Gewicht zu reduzieren und wieder Sport zu treiben. Dabei habe ich mittlerweile 50kg abgenommen und ich fühle mich richtig gut. Die nachfolgenden Zeilen sind mehr als nur ein Tagebuch über das auf und ab der Selbstbeherrschung.

Für alle Menschen die unter ihrem Gewicht Leiden, die gemobbt und von der Seite blöd angeschaut werden. Die sich in ihrer Haut nicht mehr wohl fühlen und dies endlich ändern möchten. Die durch Industriefood zu Diabetiker wurden und die jetzt endlich alles ändern wollen für ein lebenswertes Leben. Fangt einfach an, es ist nie zu spät und es lohnt sich wirklich. Aber anfangen muss man.

# Never give up.

Wer sich darauf einlässt wird durch Höhen und Tiefen gehen. Manchmal werdet ihr verzweifeln. Wer aber durchhalten kann wird reich belohnt. Wichtig ist das man locker bleibt und nicht zu verbissen an das Vorhaben herangeht.

# Prolog

Angefangen hat es damit das mich auf dem Fußballplatz eine Frau fotografierte und mir dann das Bild schickte.

Da sah ich dann zum ersten Mal wie dick ich wirklich war. Sozusagen in Natura. Noch in der Nacht beschloss ich dies ändern zu wollen. Nur wie ich es machen und damit anfangen sollte wusste ich da noch nicht.

Ich ~~bin~~ war Diabetiker und habe drei Lungenembolien lebend überstanden. Ich nehme weiterhin jeden Tag eine Tablette zur Blutverdünnung und ich nahm eine Tablette gegen den überstandenen Diabetes. Mein rechtes Knie schmerzte so sehr das ich es jeden Tag mehrmals mit einer Schmerzsalbe eingerieben habe. Das war die Ausgangslage.

Ich bin ein Mensch der es strukturiert braucht, das habe ich bei früheren Diäten gemerkt. Ich war schon immer dick selbst in meiner Kindheit. Wenn ich mit den anderen Kindern Fußball gespielt habe musste ich immer ins Tor. Wahrscheinlich habe ich damals schon so viel gefressen, weil es das Einzige war was mich glücklich machte. Meine Mutter hat uns, also meinen jüngeren Bruder, meinen Vater und mich, verlassen, als ich gerade fünf Jahre alt war. Das war ehr eine schmutzige Angelegenheit würde ich sagen. Am Tag der endgültigen Trennung wurde geschrien und Sachen flogen durch die Luft.

Nie mehr mit der Mutter am Morgen im Bett kuscheln war eine furchtbare Aussicht. In der Schule musste ich in der ersten Klasse am Muttertag auf das gemalte Bild „Der lieben Tante" draufschreiben. Alle Klassenkameraden schauten mich damals komisch an. Meine Mutter ist mit einem Polizisten durchgebrannt. Strauß hieß der und mit ihm soll sie noch zwei Söhne haben. Das wären ja meine Stiefbrüder. Ich habe sie aber nie kennengelernt. Auch von meiner Mutter habe ich nie mehr etwas gehört. Eigentlich habe ich schon darunter gelitten, was sich aber mit den Jahren gelegt hat. Was ich aber meinen Vater nie verzeihen kann ist die Tatsache das ich ab der vierten Klasse nicht ins Gymnasium durfte. Sogar mein damaliger Klassenlehrer Fritz Lilly besuchte meine Eltern um sie davon zu überzeugen mich aufs Gymnasium zu schicken. Mein Vater blieb hart. „Der wird Beck!", war seine lapidare Antwort. Ich hatte deshalb in meiner Jugend immer Minderwertigkeitsgefühle war schüchtern und verstört gewesen. Das änderte sich erst als ich mit dem Rennradfahren anfing. Ich war plötzlich ein anderer Mensch und hatte lange Jahre mein Gewichtsproblem im Griff. Im Alter von 59 Jahren bekam ich nach einer Rückenoperation eine Thrombose im linken Bein, die dann in einer Lungenembolie endete. Drei Jahre später dann die zweite Lungenembolie und ein Jahr später die Dritte. Ein Arzt sagte zu mir das ich eine vierte nicht überleben werde. Man wird demütig. Dazu kam das ich von einem „Finanzexperten" kräftig über den Tisch gezogen wurde. Mit diesen Erfahrungen bin ich sicherlich nicht alleine. Viele Menschen hatten solche oder noch krassere Lebensrückschläge hinnehmen müssen. Wichtig ist es trotz all dieser Widrigkeiten und Rückschläge zu versuchen das Leben zu meistern und wenn nötig auch zu ändern. Ich habe damit angefangen und ich kann sagen das ich es geschafft habe. Worüber ich **sehr glücklich** bin. Zuerst hatte ich es mit LowCarb versucht. Klappte aber nicht so. Seit Februar 2019 dann 16 zu 8 später dann 18 zu 6 und das klappt bei mir besser als gehofft. Wobei ich 2019, wie ihr in dem Tagebuch lesen könnt, noch große Probleme hatte durchzuhalten. Richtig gut lief es erst so ab 30.April 2020. Von da an klappte es sogar sehr gut. Da fällt mir mein alter Leitsatz wieder ein: „Alles kommt zu dem der warten kann!"

Natürlich ist ausreichend Bewegung die halbe Miete mittlerweile (April 2021) laufe bzw. walke ich jeden Morgen mindestens 10 Kilometer.

Im November 2018 startete ich das Vorhaben. Ich musste aber gleich eine „Niederlage" einstecken. Aber lesen sie weiter hinten selbst.

Ich habe meine Geschichte in Form eines Tagebuches erstellt. Sie sind sozusagen Live dabei. Ende Januar 2021 knackte ich das was ich anfangs nie für möglich gehalten hatte. Unter Hundert.

Im Anschluss ein paar Gedanken aus dem Talmud die hilfreich sein können:

Achte auf deine Gedanken, denn sie werden Worte.
Achte auf deine Worte, denn sie werden Handlungen.
Achte auf deine Handlungen, denn sie werden Gewohnheiten.
Achte auf deine Gewohnheiten, denn sie werden dein Charakter.
Achte auf deinen Charakter, denn er wird dein Schicksal.

# Erster Versuch

**05.November 2018 Startgewicht 139 kg** Zwei Scheiben Toastbrot mit Wurst, eine Scheibe Weißbrot mit Marmelade (hätte nicht sein müssen), zwei Tassen Kaffee, eine Metformin und eine Xarelto mit einem Glas Fruchtsaftschorle hinunter geschwenkt waren der Start in den Tag. (Das mit den Tabletten werde ich an den nächsten Tagen nicht mehr erwähnen, weil es immer dasselbe tägliche Ritual ist.) Zum Mittagessen gab es eine kleine Portion Kartoffelgemüse und als Nachtisch einen kleinen Apfel. Heute beim Abendessen werde ich bewusst eine Ausnahme machen. Ich bin bei einem guten Freund zum Geburtstagsessen eingeladen und da wäre es ziemlich unhöflich heute mit der Diät anzufangen. Das kommt jetzt auf den Tag auch nicht an. Eine Stunde Spazierengehen im gemächlichen Tempo war die spärliche „sportliche" Aktivität.

**06.November 2018** Frühstück: Eine Scheibe Toastbrot und ein mittelgroßer Apfel. Zwei Tassen Kaffee und ein kleines Glas Saftschorle. Mittagessen: Drei Kartoffeln, geschmolzener Camembert und Wassermelone. Abendessen: Vier Eier in der Pfanne, bisschen Schinken und ganz wenig Käse. Kein Brot. Bewegung: Zwei Stunden Lebkuchen, in der Bäckerei meines Sohnes, aufgestrichen. Mein Rücken schmerzt.

**07.November 2018** Frühstück: Zwei Scheiben Vollkorn-Toastbrot mit Scheibenkäse und kalten Schweinebraten und einen Apfel. Mittagessen: Ravioli aus der Dose. Fruchtschorle. Melone Abendessen: Omelett aus drei Eiern, einer Zwiebel und einem Stück Gorgonzola. Bewegung: Dreiviertel Stunde Spazieren gehen. Flasche Mineralwasser.

**08.November 2018** Frühstück: Zwei Scheiben Vollkorntoast mit Käse ohne Butter. Saftschorle, Apfel und Kaffee. Mittagessen: Nudelpfanne mit Paprika, Möhren und Dinkelvollkornnudeln. Abendessen viel aus: Kurzzeitfasten (18 Stunden) weil wegen Regen die Bewegung fehlte.

**09.November 2018** Frühstück: Drei Scheiben Vollkornbrot mit Käse und Schinken. Schüssel Tobas. Kaffee und Wasser. Mittagessen: Nudelpfanne mit Pilsen und Dinkelvollkornnudeln Abendessen: Rest der Nudelpfanne (16 Uhr) Am Nachmittag im Willi-Sachs-Stadion von Schweinfurt rumgejumpt um Fotoaufnahmen vom Regionalligaspiel zu machen. Heute das erste Mal seit langer Zeit gewogen: 137 kg.

**10.November 2018** Frühstück: Vier Scheiben Toast mit Käse und Schinken und ein Apfel. Mittagessen: Kalt. Matjes und Käse. Zum Abendessen gab es heute nur ein Stück Käse Wieder ein Fußballspiel fotografiert diesmal in Sulzfeld am Main.

**11.November 2018** Außer Konkurrenz. Lundi, meine Frau feiert Geburtstag. Es gab lecker Essen guten Wein und herrliches Dessert. Fotografiert habe ich bei Fußballspielen in Unterpleichfeld und Eibelstadt, dazu noch beim traditionellen Lebkuchenlauf in Kitzingen.

**12.November 2018** Frühstück: Zwei Scheiben Weißbrot mit Käse und Schicken. Fruchtsaftschorle und eine Tasse Kaffee. Ausflug nach Bamberg dort ein zweites Frühstück bestehend aus einem Bamberger Hörnchen und einer Tasse Blümchenkaffee. Snack: Bratwurstbrötchen Mittagessen: Laugenbrezel mit Butter und ein Schoko Muffin. Abendessen: Gyros mit Bauernsalat. Ein Hefeweizen und drei Ouzos Bewegung: Zwei Stunden bummeln in Bamberg.

Einen **Tag 9** gab es nicht mehr. Ich habe abgebrochen. Es war der **14.November 2018**. Ich bin über mich enttäuscht. Adventsplätzchen und Weihnachtsvöllerei erledigten den Rest zum Frust. Silvesteressen und verschiedene Einladungen und schwubs war das Gewicht wieder drauf. Es hatte sich dann noch auf unglaubliche **143kg** erhöht. Jojo-Effekt halt.

# Einwurf

Ich habe schon immer gerne Süßes gegessen. Vor allem Schokolebkuchen konnte ich nie so richtig widerstehen. Für alle die es nicht wissen sollten: Lebkuchen sind ein süßes, kräftig gewürztes, haltbares Gebäck, das in vielfältigen Formen und Varianten gebacken wird. In vielen Kulturen ist er ein fester Bestandteil des Weihnachtsgebäcks, nur wenige Sorten werden insbesondere auf Jahrmärkten und Volksfesten ganzjährig angeboten. Ein Lebkuchen besteht zur Hälfte aus Kohlenhydraten und im Schnitt zu einem Drittel aus normalem Kristallzucker. Also in 100g Lebkuchen sind im Schnitt 30 – 40g blanker Zucker enthalten. Also nichts für Diabetiker und auch nichts, wenn man vorhat sein Gewicht zu reduzieren. So schwer es mir fällt, ich nehme Lebkuchen nur noch einmal im Jahr in Form von Soßenlebkuchen für den Sauerbraten zu mir. Überhaupt esse ich mittlerweile keine Süßigkeiten mehr. Bonbons, Plätzchen, Kuchen und Torten habe ich von meinem Speisezettel weitgehend verbannt. Es muss jeder selber für sich entscheiden was er in sich reinstopft. Ich esse als Naschersatz Nüsse und Mandeln, manchmal Maulbeeren und im Sommer natürlich Obst. Man sollte sich auch im Klaren sein das Alkohol auch nicht gerade förderlich ist, wenn man Körperfett verbrennen möchte.

# Neustart

Nachdem mir, zu allem Übel, von der Führerschein-stelle signalisiert wurde das mir eventuell die Fahrer-laubnis entzogen wird, wenn der Zuckerwert zu hoch ansteigt, wachte ich endlich auf. Gott sei Dank. In einer Gesundheitssendung im Fernsehen sah ich einen Be-richt über Kurzzeitfasten 16 zu 8 war das Zauberwort. Also 16 Stunden nichts essen und in den verbliebenen 8 Stunden kann man Essen, aber halt auch nicht perma-nent und auch nicht Zuviel. Für mich war das die Lö-sung. Motivation gab mir dann noch ein Zeitungsbericht den ich am Morgen des **13.Februar 2019** gelesen hatte. Es war die Story eines Trommlers einer Faschingska-pelle aus der Oberpfalz. Er hatte sein Gewicht von 300 kg halbiert. Allerdings mit Magenverkleinerung und an-deren Tricks. Mein Startgewicht war nicht so hoch, aber auch bedenklich, 143 kg waren es am Schluss Ende No-vember. Man braucht halt immer einen Tritt in den Arsch, jedenfalls war es bei mir so gewesen.

# Der Kampf geht weiter

Nein damit sind nicht das Zitat bzw. der Ausruf an Rudi Dutschkes Grab gemeint. Als dicker Mensch muss man praktisch permanent gegen die drohende Gewichtszunahme ankämpfen.

**10.Januar 2019** Eine Woche Krankheit liegt nun auch schon wieder hinter mir. Ich hatte mir eine richtige Grippe eingefangen. Nicht so einen Wischi-Waschi grippalen Infekt mit ein bisschen Husten und Schnupfen wie ihn Hypochonder zum Krankschreiben bevorzugen. Heute geht es schon wieder und ich habe einen herrlichen Morgenspaziergang, bei Bodenfrost und Sonnenschein, gemacht. Ich sah Buntspechte, Canada Gänse und habe gute Freunde getroffen. Sekundenglück. Essensmäßig habe ich jetzt auf 18 zu 6 umgestellt. Ich müsste Lügen, wenn ich sagen würde das es mir leichtfällt. Gestern schaute ich das Wiegen bei der Fastenchallenge „Biggist Loser" bei einem Privatsender im TV an. Mir tun die richtig leid. Bin mal gespannt wie es am Schluss ausgeht. Mein Frühstück bestand heute aus zwei Tassen Kaffee, zwei Gläser Wasser für die Tabletten zurzeit. Drei kleine runde Ziegenkäse mit Speck ummantelt. Zwei Scheiben Vollkornbrot eine davon mit Ziegenkäse belegt die andere mit Lachsforelle. Zwei geraspelte Möhren und zwei Spiegeleier.  Mittagessen:

Möhrensalat ein paar Nudeln (auf Nudeln verzichte ich mittlerweile) mit Tomatensoße und danach Erdbeerjogurt mit Stevia, Magerquark, Leinöl und Haferkleie. Das Spazierengehen viel mir schwer. Ich glaube ich habe nur zwei Kilometer geschafft. Aber das sollte sich bald ändern. Mittlerweile als zwei Jahre später Anfang 2021 walke ich meine 6,5 Kilometer in knapp einer Stunde und gehe am Nachmittag mit Emma der kleinen Oldenglisch Bulldogge mindestens nochmal so viel, aber da nicht mehr so zügig wie am Morgen. Mein Tipp: Laufen oder Walken sie Frühmorgens, Nüchtern Marsch wäre am besten, da verbrennt man am meisten Fett.

# Start of the diary of a long way

Eine Woche Fasching und das Gewicht ging wieder nach oben. Auch die schwere Bronchitis die mich sehr stark darin hindert an die frische Luft zu gehen, tut ihr Übriges dazu. Aber nützt ja nix, es muss weitergehen. Ab heute wieder 18 Stunden fasten und vielleicht ab morgen wieder Spaziergänge an der Luft.

**17. Februar 2019** Drei Wochen 16 zu 8 liegen nun hinter mir. Für eine Tageszeitung musste ich eine Bilderstrecke bei der „Weinseligen Narrensitzung" in der neuen Fastnachtakademie im Deutschen Fastnachtmuseum von Kitzingen machen. Beginn 19:11 Uhr und zum Beginn der Veranstaltung gab es gleich eine Mega Brotzeit und im Laufe des Abends wurden dann noch sechs verschiedene Weine gereicht und routiniert und gefühlvoll besprochen, für mich eine echte Herausforderung und Feuerprobe ob ich es durchhalte nichts zu essen und keinen Wein zu trinken.

Ich habe es geschafft und bin schon etwas stolz darauf. Ich war auf dem Heimweg und auch später sehr zufrieden und stolz auf mich. Ich habe der Brotzeit und den Weinen widerstanden. Ich glaube das war der Klick in meinem Hirn. Am nächsten Morgen habe ich mich dafür mit drei Weißwürsten, einem alkoholfreien Weizenbier und einen halben Muffin belohnt. Zum Mittagessen gab es zwei Scheiben Proteinbrot mit Ziegen- und Tilsiter Käse belegt. Heute Morgen beim Wiegen war ich erstaunt wie langsam es doch geht abzunehmen.

**13.März 2019** Pünktlich zum Frühlingsanfang neuer Niedrigstand. Es hat sich gelohnt einfach wieder neu anzufangen. 130 kg, ich bin stolz auf mich. Du kannst immer anfangen. Nie aufgaben so muss das Motto lauten.

**25.März 2019** Noch zwei Tage bis zu meinem 66. Geburtstag. Schnapszahl. Ich habe mir Gin-Gurken gewünscht. Der Geburtstag hat mir zwei Kilo gekostet, zu viel Silvaner, temperierten Käse und Tiroler Schinkenspeck. Das Gewürzbrot war gut. Was solls nur nicht aufgeben und man wird nur einmal 66. drum dann am Ende Sieben Stern Metaxa. Die letzten beiden Tage sind wieder gut gelaufen. Wenn mir auch heute Nacht der Magen knurrt.

**30.März 2019** Ich habe das Bedürfnis mich nachts um drei Uhr zu wiegen 129 kg – super.

**31. März 2019** Nach einem Wochenende mit vielen Fußballspielen bei denen ich fotografierte, träume ich jetzt am Montagabend von warmer Fleischwurst mit Senf und Bauernbrot. Dazu ein kühles Bier. Nützt jetzt aber auch nix, träumen kann man ja aber standhaft bleiben ist die Devise die zum Erfolg führt. Es sind ja nur noch zehn Stunden bis zum Frühstück. Der Magen knurrt mir aber trotzdem. Ich werde mir zwei Rühreier mit Schinken machen und die geräucherte Wurst anschneiden, die ich von einer guten Bekannten zum Geburtstag geschenkt bekommen hatte. Ihr Mann schlachtet selber bin gespannt wie die dann schmeckt. Dazu gibt es getoastete Vollkornbrötchen und reichlich Kaffee. Wie ich mich freue.

**3. April 2019** - Das Frühstück heute in der Mitte der Woche habe ich genossen. Zwei Scheiben Vollkornbrot. Eine belegt mit der selbstgemachten Wurst das andere mit Ziegenrahm. Danach einen Protein-Vanillepudding aus dem Plastikbescher, den man aber nicht unbedingt braucht. Ich hatte ihn zu meinem Geburtstag geschenkt bekommen. Er war ein gut gemeinter Geburtstagsgruß. Ich würde ihn nicht kaufen. Erstens wegen dem Plastik und zweites sind doch 8g Zucker in den 200g Pudding enthalten. Ob ich heute zum Fußball Fotografieren fahre weiß ich noch nicht, es hat zu regnen begonnen.

**4.April 2019** Es war die Hölle. Ein Unwetter der ganz üblen Sorte, mit Hagel, Blitz und Donner zog über den Platz. Der Schiri hat das Spiel in der 48. Minute abgebrochen. Zum Frühstück hatte ich nur zweieinhalb Scheiben reines Roggenbrot gegessen. Bestrichen mit Ziegenrahm und belegt mit in Scheiben geschnittenen Radieschen. Dazu zwei Tassen Kaffee. Die Waage zeigte 127 kg und deshalb gleich die Bremse. Auch das Mittagessen viel mager aus. Eine Scheibe Hackbraten und ein paar gebratene Kartoffelschnitze. (Auch

Kartoffeln esse ich nicht mehr). Zum Nachtisch habe ich mir dann Magerquark mit Magerjogurt, Haferkleie, Stevia und Leinöl verrührt. Eine Schüssel saftig roter Erdbeeren darunter und fertig war das Dessert. Dann zur besseren Verdauung einen Schluck sieben Stern Metaxa den ich noch von meiner Geburtstagsfeier hatte. Die Runde auf dem Trimm-Pfad war kühl und regnerisch.

**8.April 2019** Das Wochenende war ziemlich stressig. Fußballspiele in Würzburg, Dettelbach, Abtswind, Kitzingen, Kleinrinderfeld, Hettstadt und Rottendorf. Eigentlich müsste nach der Rennerei auf den Plätzen das Gewicht weiter runter gegangen sein. Viel gegessen habe ich auch nicht. Es hat sich aber anscheinend bei 127 Kilo eingepegelt. Das kommt vor und man darf deshalb nicht aufgeben. Irgendwann kommt dann wieder ein Gewichtsschub nach unten. Nervig war auf jeden Fall der Stromausfall am Samstag und auch der Wasser Rohrbruch in unserer Straße der ebenfalls am Samstagnachmittag aufgetreten war. Straße gesperrt, auch heute am Montag noch. Zum Frühstück habe ich eine Scheibe Roggenvollkornbrot und zwei Scheiben Dinkelvollkornbrot belegt mit mageren Schinken und temperiertem Käse belegt gegessen. Dazu ein Glas Wasser für die Tabletten und zwei Tassen Kaffee. Zum Mittagessen gibt es Fleischküchli (sind vom Sonntag übriggeblieben) und Rukola Salat. Danach laufe ich in die Stadt und löse meinen Bayernlosegewinn ein. Lottostelle hatte am Samstag wegen des Stromausfalls geschlossen. Wichtig ist natürlich auch dass man sich durch kleinere Störungen im Alltag nicht aus der Ruhe bringen lässt. Frustfressen ist das blödeste was man machen kann, wenn es einmal nicht so läuft wie es laufen sollte. Ich habe das ja früher immer gemacht. Wenn man sich darüber im Klaren ist das dies das Problemchen ist, meistens sind es ja nur Problemchen. Durch zu viel Essen wurde noch kein Problem aus der Welt geschafft.

**9. April 2019** Ich wollte es ja erst gar nicht glauben aber heute blieb der Zeiger der Waage bei 125 kg stehen. Frühstück habe ich dann spartanisch gehalten. Bisschen Brot, Schinken, Käse und Tomaten. Die Schnittlauchrühreier hat Lundi versalzen. Aber macht nix, dafür war das Mittagessen umso besser: Spinatnudeln mit Käse überbacken. Als Dessert ein bisschen Magerquark mit Haferkleie, Leinöl, geriebenen Apfel und Himbeeren. Ein kleines Stamperl Metaxa gabs zum Schluss zur Verdauung. Danach strammer Marsch auf dem Trimm-Dich-Pfad. So könnte es weitergehen. Vor drei Jahren habe ich von Fupa ein Polohemd zu Weihnachten bekommen, das waren noch Zeiten, jetzt gibt es ja nichts mehr. Es hat mir nie gepasst und heute! Wie angegossen. Neue Hosen brauche ich auch demnächst. Ich warte aber noch ein bisschen bis ich zu meinem alten Schulfreund Harald fahre und neue Hosen kaufe. Ich kann jetzt wieder freihändig die Treppen hinunterlaufen und auch den täglichen Marsch auf dem Trimmpfad behalte ich bei. Es geht alles ein bisschen leichter und man fühlt sich wohler. Auch die Knieschmerzen sind plötzlich wie weggeblasen.

**10.April 2019** Die Waage ging heute noch weiter runter 123kg. Super. 😊 Die Richtung stimmt und darüber bin ich sehr glücklich. Zum Frühstück gabs heute drei Scheiben Brot und zwei Rühreier mit Schnittlauch diesmal nicht versalzen. Zum Mittagessen kleines Schüsselchen Kartoffelgemüse und eine Tomate. Dann noch einen Magerquark mit Leinöl, Haferkleie, Mandelmus, entölten Kakao, Magerjogurt und Stevia.

**11.April 2019** Es ist schon etwas ungewöhnlich wie leicht mir im Moment alles fällt. Ich kann wirklich jeden empfehlen es einmal mit 16:8 zu versuchen und nicht nur um Gewicht abzubauen. Ich will aber hier nicht missionarisch wirken. Im Grunde muss jeder selber wissen wie er sein Leben gestaltet. Ich glaube meinen Weg gefunden zu haben und hoffe das ich die Kraft besitze den Weg weiterzugehen.

Heute war ich bei meinem Hausarzt. Blutdruck 75 zu 112 passt. Die Werte der Blutuntersuchung bekomme ich morgen. Eine Bekannte hat mich am Morgen mit dem Auto zur Praxis mitgenommen. Nach Blutabnehmen und Untersuchung war es dann 9 Uhr. Ich war immer noch nüchtern und habe das für einen Marsch nach Hause ausgenützt. Jeder Ausdauersportler kennt die leistungsfördernden Vorzüge eines sogenannten Fasting Run ich machte daraus einen Fasting Walk und brauchte für die 2 km nicht ganz 19 Minuten und das nach 22 Stunden Fasten. Das Frühstück schmeckte und um 11 Uhr gibt es noch ein paar gebratene Paprika mit Schafskäsewürfel.

**12.April 2019** Heute ist das Gewicht wieder einen ticken nach oben gegangen. Man soll sich halt nicht zu früh freuen. Zum Mittagessen habe ich mir heute Pflücksalat mit Radieschen Sprossen und gebackenen Camembert bestellt.

**13.April 2019** Das Gewicht hat sich im Moment bei 122 kg eingepegelt. Dafür hat mich die Analyse beim Doktor voll entschädigt und mich weiterhin motiviert so weiterzumachen. Der Langzeitzucker ist von 9,9 auf 6,7 heruntergegangen. Cholesterin und Blutdruck passt auch alles. Frühstück war gut. Drei Scheiben Klosterbrot dazu einen Räuchersaibling, Ziegenkäse und Hüttenkäse. Auf Quark und Leinöl habe ich heute verzichtet. Zum Mittagessen gab es eine Maispoularde mit zwei Scheiben Chilibrot das mit Knoblauch bestreut war. Danach noch ein kleines Stück Käse und eine Tasse Kaffee mit einem leckeren Käsekuchen. Als Aperitif habe ich mir einen Schluck 7 Stern Metaxa gegönnt. Bin etwas erkältet und fühle mich auch ein wenig schlapp.

**15.April 2019** Gestern Morgen auf der Waage erstmals deutlich unter 122 kg. Ich hatte viel zu tun. Residenzlauf, Fußball in Geesdorf und Lengfeld. Beim komischen Dortmunder Tatort bin ich dann eingeschlafen.

Heute kam meine Bestellung mit Kürbiskernöl (Gut für die Prostata), Leinöl und Haferkleie. Wetter ist sonnig wenn auch noch ein wenig frisch. Gehe jetzt eine Runde walken. Ohne Fotoapparat. Zum Mittagessen gabs Nürnberger Bratwürschtli und Sauerkraut. Löffel Kürbiskernöl und Erdbeerquark mit Leinöl. Gefrühstückt habe ich heute fast ein wenig zu viel. Zwei Scheiben Klosterbrot mit Käse, aber ohne Margarine und zwei Scheiben Vollkorntoast mit Käse und Hüttenkäse. Wurst esse ich fast überhaupt nicht mehr. Kaffeegenuss muss ich etwas einschränken drei große Tassen ist eigentlich nicht so gut. Schrecklich. Gerade kommt in den Nachrichten das in Paris die berühmte Kathedrale Notre Dame brennt. Wahnsinn. Tiefe Trauer.

**16.April 2019** Ich stehe immer noch ganz im Schock über den Brand in Paris. Gewichtsmäßig hatte sich heute Morgen die Waage bei 121kg eingependelt. Da habe ich mir zum Frühstück ein halbes Himbeercroissant und eine Winzerstange gegönnt. Ein halbes Vollkornbrötchen und ein halbes helles Brötchen mit Käse machten das Frühstück komplett. Dazu wieder zu viel Kaffee und ein Esslöffel Kürbiskernöl dessen Geschmack ich auch noch Stundenspäter im Mund spürte. Mittagessen wird es ein Rote Beete Carpaccio geben, dazu das restliche Sauerkraut von gestern das Lundi mit dem restlichen hellem Hugo eingekocht hatte, den ich für Fotoaufnahmen geöffnet hatte. Warum nicht, schmeckte lecker. Dazu ein paar gebratene Fleischwurstscheibchen. Als

Dessert hatte ich mir heute Morgen zwei Löffel Haferkleie mit Magerjogurt eingeweicht. Dazu kommen dann etwas Leinöl, ein geriebener Apfel und ein bisschen Stevia. Das wars dann auch schon wieder heute mit dem Essen. Trinken darf ich nicht vergessen. Eigentlich trinke viel zu wenig.

**17.April 2019** Das Fotoshooting gestern mit der hübschen Denisa hat mir alles abverlangt. Ich glaube mit meinem Ausgangsgewicht hätte ich das nicht so gut verkraftet. Es sind tolle Bilder geworden. Das Osterfest naht und ich hoffe das ich auch über die Feiertage das 16:8 Konzept beibehalten kann. Zum Frühstück heute habe ich zwei Scheiben Brot mit Käse ohne Margarine gegessen. Dann noch ein kleines Müsli bestehend aus zwei Esslöffel Haferkleie, die ich gestern Abend bereits mit ein bisschen Magermilch eingeweicht hatte. Dazu ein bisschen stark entölten reinen Kakao, einen Teelöffel Mandelmus ungefähr 50g Magerquark, ein bisschen Stevia und einen Esslöffel Leinöl obendrauf ein halbes Schälchen frischer Himbeeren. Natürlich wieder zu viel Kaffee. Am Ende des Frühstücks noch einen Esslöffel gutes Kürbiskernöl für die Prostata. Zum Mittagessen gibt es Bratkartoffeln und Radieschen und hinterher werde ich mir ein Schlückchen sieben Stern Metaxa genehmigen. Gewicht 121kg. Nach dem Mittagessen habe ich dann einen vier Kilometer langen Verdauungsspaziergang zur Praxis meines Hausarztes gemacht. Diese war bereits geschlossen machte aber nichts, weil ich nur ein Formular zum Ausfüllen vorbeigebracht habe.

**18.April 2019** Es geht Richtung 120kg Durchhalten. Heute ist Gründonnerstag. Es sollen die wärmsten Ostern seit 30 Jahren werden. Wärmer als in Kreta, Mallorca oder am Gardasee. Sonne ist gut für die Bildung von Vitamin-D das ein ganz besonderes Vitamin ist. Es ist das einzige Vitamin, das nicht allein über die Nahrung zugeführt, sondern vom Körper auch selbst gebildet werden kann. Dazu braucht der Körper Sonne, genauer gesagt die UVB-Strahlen der Sonne direkt auf der Haut. Bei einem Mangel an Vitamin-D gibt es nach kurzer Zeit einen Mangel an Calcium da dieses ohne Vitamin-D nicht mehr genügend aus der Nahrung aufgenommen werden kann. Diesen Mangel versucht der Körper auszugleichen, indem Calcium aus den Knochen herausgelöst wird. Die Knochen werden so demineralisiert. Daher ist Vitamin-D für den Knochenaufbau so eminent wichtig. Soviel zum Sonnenlicht. Auf der anderen Seite ist zu viel Sonnenschein für unsere Natur tödlich. Zurzeit stehen die Kirschbäume in voller Blüte und da wäre Regen sehr wichtig. Wetterbricht prognostiziert aber für die Osterferien nur Sonnenschein. Gut fürs Vitamin D und die Kids die Ferien haben. Frühstück heute: Kleines Müsli bestehend aus Haferkleie, Leinöl, Magerquark, Stevia, Magermilch und Erdbeeren. Zwischendurch eine Laugenbreze. Löffel Kürbiskernöl und natürlich Kaffee. Ich merke schon wieder das ich zu wenig Wasser trinke. Zum Mittagessen gibt es heute Salat und ein bisschen Brot. Das muss reichen. Auf Madeira ist ein Bus mit deutschen Urlaubern verunglückt. 28 von Ihnen sind Tod. In Instagram lese ich gerade den schönen Satz: „*Wenn du heute aufgibst, wirst du es nie wissen ob du es morgen geschafft hättest.*"

**19.April 2019** Karfreitag. Nach einem fürstlichen Frühstück sitze ich am Schreibtisch und lade die Bilder des Bezirksligaspiels von gestern Abend in Rottendorf hoch. Die Sonne scheint schon wieder gnadenlos und später will ich mit Lundi einen ausgedehnten Spaziergang machen. Lundis Happy Easter Party gestern, mit ihren Tageskindern, war ein voller Erfolg.

**20.April 2019** Karsamstag. Ich habe ein bisschen Muskelkater. Gestern einen sehr steilen Anstieg am Schwanberg zum Birkensee hinauf gewandert. Zum Frühstück heute habe ich wieder mein Spezialmüsli gegessen. Dazu ein paar Scheiben Dinkelvollkornbrot mit Käse, Schinken, Tomaten und Eiern (weil Ostern ist) 😊 Später zwei Scheiben Osternusszopf und zum Mittagessen Tomaten /Mozzarella mit Kürbiskernöl ein halbes handgemachtes Brötchen in der Pfanne angeröstet. Dazu ein kleines Gläschen Rottendorfer Wein. Eine Cuvée aus fünf verschiedenen Traubensorten, geschmacklich mal was ganz anderes. Wetter ist wieder zu schön und vor allem zu trocken. Regen wäre mal nicht schlecht. Der

Weg zum Birkensee am Schwanberg war mit tiefen Furchen im ausgetrockneten Boden übersäht. Überall Schilder die auf Waldbrandgefahr hinweisen. An meinem Gewicht hat sich nichts geändert.

**22.April 2019** An Ostern hat Lundi natürlich wieder besonders gut gekocht. Ostersonntag gab es Schnipo (Schnitzel, Pommes) mit Gemüse Pfanne und heute Schweinelendchen in Kräuterkruste mit einer wunderbaren Pilsrahmsoße und Kartoffelfächer. Dazu habe ich einen wunderbaren Silvaner aus Nordheim getrunken den mir meine Tochter zu Ostern geschenkt hatet. Ich mir fast keinen Wein mehr. Zum Nachtisch gab es Erdbeerkuchen und handgebrühten Kaffee. Gestern haben wir eine schöne Wanderung in Castel gemacht und in einem Weinberg gelbe Weinbergstulpen gesehen. Der Nachmittag am Samstag gehörte wieder einmal dem Fußball. Auf dem Bayernplatz am Bleichwasen in Etwashausen Derbytime Bayern Kitzingen – SSV Kitzingen. Erste und zweite Mannschaften. Bei der Zweiten siegten die Bayern bei der Ersten die Siedler die dadurch vorzeitig Meister der Kreisliga 1 wurden und in die Bezirksliga aufsteigen. Das Wetter war über die gesamten Osterfeiertage Bombe.

**23.April 2019** Obwohl ich an Ostern etwas geschlemmt hatte, hat sich beim Blick auf die Waage nicht viel verändert. Heute Morgen habe ich vier Scheiben Brot mit Käse, Räucherlachs, Ei und Tomate gegessen. Müsli hatte ich vergessen einzuweichen. Schlimmes konnte man im Radio hören. Über 300 Toto und 500 Verletzte bei mehreren Anschlägen in Sri Lanka dem früheren Ceylon. Da vergeht mir doch glatt der Appetit beim Mittagessen. Nach einem ausgedehnten Walk war ich noch beim Tanken. Wie erwartet in den Osterferien 2 Cent teurer.

**24.April 2019** Herrlich das schöne Wetter und auch der Marsch über dem Trimm-Dich-Pfad. Wie lange ich das noch machen kann hängt vom Gutdünken des Eichenprozessionsspinner ab. Ich habe schlecht geschlafen, wahrscheinlich bin ich zu früh ins Bett. Frühstück wie immer und Mittagessen habe ich etwas reduziert. Die Nachtisch Erdbeeren waren gut. Gewicht hängt wieder einmal, aber da lasse ich mich nicht aus der Ruhe bringen.

**25.April 2019** Die Waage macht im Moment keinen Ruck nach unten. Ich lasse mich aber dadurch nicht aus der Ruhe bringen. Aus der Ruhe brachte gestern Abend der Schiedsrichter die Werder Fans als er in der 80. Minute einen umstrittenen Elfmeter gegen Werder gepfiffen hatte, die dann aufgrund des 2:3 Ergebnisses aus dem Pokal ausschieden. Schade. Zum Frühstück hatte ich mein Spezialmüsli mit Erdbeeren, einen Becher Buttermilch, ein Schälchen Nordseekrabben zwei Scheiben Dinkelvollkornbrot mit Scheibenkäse. Dazu wieder reichlich Kaffee. Zum Mittagessen gönnte ich mir eine

Dose Bier. Es gab außerdem geschmortes Gemüse und eine Laugenbreze. Danach Erdbeeren mit ein bisschen Magerjogurt und mit Stevia bestäubt.

**26.April 2019** Das Wetter wird schlechter und auch meine Laune. Am Gewicht tut sich gar nichts im Moment. Frühstück heute wieder Spezialmüsli, ein Mehrkornbrötchen mit Schimmelkäse und Tomate. Halbe Plunderschnecke. Zum Mittagessen gab es Rote Beete Salat, Schälchen Krabben und zum Dessert Erdbeeren mit Stevia und Magermilchjogurt. Kulinarisches Highlight der Löffel Kürbiskernöl.

**28.April 2019** Endlich hat sich die Waage bewegt. Ich bin wieder mit meinem System d'accord. Das dürfte die Geesdorfer Landesligamannschaft nicht sein. Sie bekam stark ersatzgeschwächt eine 1:6 Heimklatsche. Zum Frühstück habe ich heute nur mein Spezialmüsli mit Himbeeren, eine Scheibe Roggenvollkornbrot mit Eiersalat und Sülzwurst und einen Apfel gegessen. Kaffee habe ich auf zwei Tassen beschränkt. Zum Mittagessen gibt es Schweinefilet, Pommes und Salat. Schade das die Metaxa Flasche leer ist.

**29.April 2019** Es ist kalt geworden in Mainfranken. Gestern Abend schaute ich den letzten Teil der „Fetten" an wie der kleine Max zu einer Abnehm Show im Fernsehen immer sagt. Gewonnen hat ein Mann der seit Anfang Februar über 100 Kilogramm abgenommen hatte. Wahnsinn, das sind rechnerisch ca. 1,16 kg pro Tag. Ob das noch gesund ist. Trotzdem Respekt vor der Willenskraft. Bei mir geht es langsamer. Auch weil mir das Abnehmen nicht so wichtig ist bei meinen 16 zu 8 System. Wichtig ist mir das ich vom Zucker runterkomme und dass meine Bauchspeicheldrüse entlastet wird. Zum Frühstück gab es heute mein Müsli und eine Scheibe Roggenbrot mit Käse und später als Zwischengang 2 Laugenbrezen.

**1.Mai 2019** Heute soll es einen schönen Tag geben. Ich lasse mich überraschen. Zum Frühstück habe ich heute mal kein Müsli gegessen. Vier Scheiben Vollkornbrot waren aber wohl auch zu viel. Aber was solls. Solange ich das 16 zu 8 einhalten kann ist alles in Ordnung und der Bauchspeicheldrüse geht es gut. Manchmal ist es ja auch 17 zu 7. Das Mittagessen war vorzüglich in einem kleinen Weindorf hinter Volkach genossen wir in einer noch kleineren Dorfwirtschaft einen vorzüglichen Lunch zum fairen Preis. Ich habe mir ein paniertes Schnitzel mit Bratkartoffeln und gemischten Salat bestellt, obendrauf legte die Köchin noch ein Spiegelei. Sehr lecker. Dazu eine trockene Silvaner Spätlese. Danach habe ich an dem Nachmittag noch zwei Fußballspiele fotografiert.

**3.Mai 2019** Nachdem ich mir gestern kein Müsli zum Frühstück gemacht hatte freute ich mich heute umso mehr darauf. Vollkornbrot und Vollkorntoast mit Käse vervollständigte dann das Breakfast. Mit dem Gewicht mache ich mich nicht verrückt, mit 66 dauert es halt einfach länger.

**4.Mai 2019** Heute morgen auf der Waage habe ich mich richtig gefreut und es bewahrheitet sich immer wieder: Einfach durchalten. 119kg nicht schlecht. Frühstück heute Müsli und eine Scheibe Vollkornbrot mit Käse und Ei. Mittagessen: Je ein Schüsselchen Matjessalat und ein Schüsselchen Krabbensalat, dazu zwei Dinkelbrötchen und ein weißes Brötchen mit Ziegenrahm, Schnittlauch und Cornet Beef. Gestern bin ich ja eine stramme Runde marschiert, dazu ist mir aber heute das Wetter zu schlecht es regnet in Strömen. Zum Glück hat es gegen 16 Uhr aufgerissen und ich konnte im Trockenen die Fußballspiele in Abtswind, Marktbreit und Unterpleichfeld fotografieren.

**5.Mai 2019** Eiskalt ist es geworden in den höheren Regionen der Rhön liegt Schnee. Im Allgäu sind nochmal die Schneeschieber gefahren. Die Briefwahlscheine lagen im Briefkasten und in den USA landete ein Passagierflugzeug in einem Fluss. Zum Glück wurde niemand ernsthaft verletzt. Zum Frühstück wieder Spezialmüsli, zwei Spiegeleier mit Schnittlauch und zwei getoastete Dinkelvollkornbrötchen mit Scheibenkäse und Cornet Beef. Zwischendrin eine Tasse Spargelsud damit das Pippi ein bisschen riecht. 😊 Heute habe ich mich mal nicht gewogen.

**6.Mai 2019** Schlecht geschlafen heute Nacht. Ein paar Mal aufgewacht. Frühstück wie immer mit Spezialmüsli, heute verfeinert mit leckeren frischen fränkischen Erdbeeren. Zwei Scheiben Dinkel-Sonnenblumenbrot dünn mit Ziegenrahm, Radieschen und Cornet Beef. Mittagessen: Spinatspätzle mit Käsesoße und Spargelsalat. Danach Tasse Kaffee und einen Esslöffel feinstes Kürbiskernöl. Das wars dann wieder für Heute. Gestern noch ein paar Fußballspiele in Rottendorf, Euerfeld und Wiesentheid fotografiert. Um 12.30 Uhr habe ich dann noch einen Termin für ein Foto Praktikum mit einer jungen Frau. Mal schauen was sie schon so weiß. Blende, Belichtung, Iso und Brennweite sind doch für viele Anfänger böhmische Dörfer. Mit meinem Gewicht bin ich zufrieden.

**7.Mai 2019** Die Zeit rennt. Schon wieder Anfang Mai. Schön wäre es, wenn das Gewicht auch so nach unten rennen würde. Aber mit den 118 kg heute Morgen bin ich mehr als zufrieden. Es geht halt langsam. Eine Bekannte macht bei einem Anbieter, eine Schlankheitskur mit, der in Zeitungen, im Kino und im Radio damit wirbt schnell abzunehmen. Schnell abnehmen bedeutet auch wieder schnell zunehmen und das Ganze kostet so um die 5000.- Euro inclusive Behandlung mit Injektionen und anderen Medikamenten. Ich halte da überhaupt nichts davon. Dann doch lieber „Rund und Gesund", ich würde wahrscheinlich heute noch mit meinen am Jahresanfang gemessenen 143 kg rumrennen. Dank der

Führerscheinstelle und der Androhung die Fahrerlaubnis zu verlieren, klappt es mit dem 16 zu 8 ganz gut. Ich habe mich daran gewöhnt am Abend nichts mehr zu essen. Frühstück heute wie immer Spezialmüsli mit frischen Erdbeeren dazu Kaffee und zwei Dinkelbrötchen mit Käse, Radieschen, Schnittlauch und Cornet Beef. Im Radio hörte ich gerade das in Gemünden ein dreijähriges Mädchen aus dem Küchenfenster, sechs Meter tief, gefallen ist und sie hat sich nicht schwer verletzt. Es gibt doch immer wieder kleine Wunder. Gestern haben wir in der Wohnung Schränke verrutscht und in verschiedene Stockwerke geschleppt. Das war ziemlich anstrengend. Heute geht es weiter. Zum Glück regnet es heute nicht, aber kalt ist es noch immer. Ich freue mich auf ein kleines Fotoshooting heute mit einer netten jungen Frau.

**8.Mai 2019** Das Shooting gestern ist gut gelaufen und es sind sehr schöne Bilder dabei entstanden. Ich habe zum ersten Mal gemerkt wie fit ich mittlerweile geworden bin. Das Pensum das ich gestern absolviert hatte war schon toll. Auch die Waage hat es am Morgen belohnt. Ich bin voll zufrieden. Frühstück habe ich wie immer gemacht. Mittlerweile esse ich sehr wenig Fleisch und Wurst. Irgendwann werde ich gar kein Fleisch mehr essen. Zum Mittagessen gibt es heute den Rest von gestern. Also Bratwurst und Sauerkraut. Man soll ja nix wegschmeißen. Beim strammen Marsch durch den Essbach (kleines Waldstück am westlichen Rand von

Kitzingen) bin ich ziemlich nass geworden. Es regnete in Strömen. Was mich aber nicht hinderte eine Stunde stramm durch den Wald zu marschieren.

Gestern beim Fotoshooting erzählte mir das Model das sie auch schon 16 zu 8 gemacht hätte. Sie meinte das man unbedingt eine Pause machen sollte. Der Körper würde sonst kein Fett mehr abbauen, weil er sich an das Fasten gewöhnen würde. Ich kann das aber so nicht bestätigen. Sicherheitshalber habe ich mal einen Grauburgunder im Bocksbeutel in den Kühlschrank gelegt. 😊

**9.Mai 2019** Heute ist mir nicht nach Lachen und Fröhlich Sein zu Mute. Die Bäckerei musste Insolvenz anmelden. Trotzdem und gerade jetzt darf ich den Rückschritt zum frustfressen nicht machen. So traurig wie es ist, ich habe fast mein ganzes bisheriges Leben der Bäckerei geopfert, muss ich jetzt für mich schauen das es gesundheitlich doch weitergeht. Gestern habe ich im strömenden Regen für die Main-Post ein Jugendfußballspiel der B-Junioren also U17 in Sickershausen fotografiert. Ich war ganz schön platt auch wegen des Marsches durch den Essbach am Nachmittag. Zum Frühstück wieder Spezialmüsli, heute mit Himbeeren. Eine Scheibe Vollkornbrot und eine Scheibe Vollkorntoast mit Ziegenrahm rundeten das Frühstück ab. Kaffee und je eine Medformin und Xarelto wie jeden Morgen. Ich überlege gerade ob ich mir so ein T-Shirt mit Mohamend Salahs Message „never give up", also gib niemals auf in meinem T-Shirt Shop machen lassen soll. Es passt zurzeit so zu mir. Wer hätte gedacht das die Liverpooler Mannschaft die Eier, Cleverness und Kraft hat den 3:0 Rückstand aus dem Hinspiel gegen den FC Barcelona noch einmal zu drehen. Der geniale Eckball-Trick von Trent Alexander-Arnold vor dem 4:0-Endstand durch Divock Origi setzte dem Match die Krone auf. Wahnsinn.

**10.Mai 2019** Morgen wird ein nicht gerade fundiert recherchierter Bericht, über die Insolvenz von Marcus, in einer Tageszeitung erscheinen. Der erbsenzählende (Bezeichnung stammt von einem ehemaligen Mitarbeiter von ihm) Chefredakteur schreibt: „Insolvenz: Bäckerei Will hat sich übernommen. In Kitzingen machten die Gerüchte seit Monaten immer wieder die Runde: Die Traditionsbäckerei Will, seit 1851 in Kitzingen aktiv, ist pleite. Tatsächlich gibt es zwar hohe finanzielle Belastungen, doch der Betrieb lief weiter…. usw." Presse halt, sie stellt einem an den öffentlichen Prager ohne die richtigen Hintergründe recheriert zu haben. Mir hat der Kaffee am Nachmittag nicht mehr geschmeckt. Trotz solcher Tiefschläge muss ich aber trotzdem mein Training und meine neu erworbenen Essgewohnheiten beibehalten. Die 116 werden angepeilt. Zum Frühstück: Wieder Spezialmüsli mit Himbeeren, zwei Spiegeleier und zwei Käsebrote. Mittags: Putenschnitzel mit Panko paniert und reichlich Rote Beete, dazu ein dreiviertel Glas Grauburgunder. Auf Nachtisch habe ich verzichtet.

**11.Mai 2019** Mit Lundi habe ich am Morgen alte Klamotten und den kaputten Küchentisch zum Entsorger in die Panzerstraße gefahren. Scheiß Wetter nur Regen zum Glück nicht mehr so kalt. Die 116 auf der Waage machen sich gut. Gestern bei den schon erwähnten Klamotten aussortieren habe ich viele Teile gefunden die mir mal gepasst haben. Bis ich diese wieder anziehen kann wird noch einiges Wasser den Main hinunterfließen. Aber egal dranbleiben und es ist ja auch gut, wenn es nicht so schnell geht. Wer beim Lesen dieses Buches bis zu dieser Stelle gekommen ist der kann es auch schaffen. „Never give up!!" denkt daran.

Frühstück war heute sehr ausgiebig. Spezialmüsli mit Himbeeren, zwei Vollkornbrote mit Scheibenkäse und Spiegelei und viel Schnittlauch. Dann habe ich mir noch ein Scheibe Vollkornbrot mit Parmaschinken reingepfiffen. Im Fernsehen gefiel mir ein toller Film mit Joachim Król in der Hauptrolle. Er handelte vom Kunstrasenfabrikant Georg Weiser der sein ganzes Leben gelernt hat, Gefühle nicht zu fühlen, die Meinungen und Rechte anderer zu ignorieren und seinem Groll freien Lauf zu lassen. Der Tod seiner Frau scheint für ihn mehr eine Befreiung als ein Unglück zu sein. Es kommt dann aber alles anders. In Venedig wird die Biennale eröffnet. Morgen dann Muttertag und Moritz mein jüngster Sohn hat Geburtstag.

**12.Mai 2019** Gewicht hat sich bei 116 kg eingependelt. Denke das es in den nächsten Wochen noch weiter weniger wird, wenn ich durchhalte. Gestern hatte ich Praktikantin Michi zum Fotografieren dabei. Ich habe ihr die alte Möhre 1100D mit dem 18-55 Kitobjektiv gegeben. Nach den Ergebnissen hat sie was Besseres verdient als dieses 12 Megapixel Fossil. Wobei ich doch ziemlich erstaunt über die Qualität der Bilder war. Wieder einmal ein Beweis dafür das es nicht die Kamera macht, sondern derjenige der den Auslöser drückt. Höchberg hat gegen Alemannia Haibach gewonnen und lieferte damit Schützenhilfe für Karlburg die mit ihrem Sieg über Euerbach/Kützberg vorzeitig Meister wurden und somit in die Bayernliga aufsteigen. Auf die angebotene Bratwurst habe ich verzichtet. Zu spät, wenn man 16 zu 8 richtig durchziehen will. Zum Mittagessen gestern habe ich den restlichen Rote Beete Salat vom Freitag gegessen dazu zwei Rühreier mit Krabben und ein halbes Gläschen Grauburgunder. Frühstück gestern und heute eigentlich wie immer. Zum Mittagessen kocht Lundi heute etwas ganz Besonderes. Kabeljau mit einer raffinierten Zubereitungsweise. Sie pochiert den Fisch in einer Gewürzmilch mit Knoblauch, Orange und Kardamom. Dazu serviert sie Zwiebelcreme und ein Ananas-Chutney.

**13.Mai 2019** Gestern war ein schwarzer Tag für mich. Nachdem ich von den Fußballspielen die ich in Hettstadt, Uettingen und Greußenheim fotografiert habe nach Hause kam, überfiel mich ein brutaler Heißhunger. Es war jetzt nicht so viel das ich mir Sorgen machen muss. Wahrscheinlich lag es an dem Glas Wein das ich getrunken hatte. Egal „Lebbe geht weiter!" Zum Frühstück heute habe ich nur ein Käsebrot gegessen und beim Mittagessen werde ich mich auch zurückhalten. Es gab Klöße mit Pilz Soße. Einer musste dran glauben. Auch dran glauben musste der Club, er ist aus der Bundesliga abgestiegen. Abgestiegen sind auch die Kicker aus Marktbreit/Martinsheim die jetzt, wie Dettelbach auch, in der Kreisliga kicken werden. Auch das Frauenteam aus Frickenhausen, ist jetzt vier Spieltage vor Saisonende bereits aus der Bayernliga abgestiegen. Mein Müsli für morgen früh habe ich eingeweicht, dazu nehme ich nur Haferkleie und Magerjoghurt. In den Nachrichten kam eben das laut Europäischem Gerichtshof Unternehmen in der EU künftig die Arbeitszeit ihrer Angestellten komplett erfassen müssen, egal, ob diese im Büro, im Außendienst oder zu Hause arbeiten. Der EuGH pocht dabei auf EU-Arbeitnehmerrechte zum Schutz der Gesundheit, denn jeder Arbeitnehmer habe ein Grundrecht auf eine Begrenzung der Höchstarbeitszeit sowie auf tägliche und wöchentliche Ruhezeiten. Wäre schön gewesen, wenn dieses Urteil schon in meiner Jugend gekommen wäre.

**14.Mai 2019** Die deutschen Innungsbäcker präsentieren immer noch das Wetter im ARD/ZDF Morgenmagazin, Doris Day ist gestorben und Manuel Fumic belegt beim

Cape Epic, dem härtesten Mountainbike Etappenrennen der Welt, einen starken zweiten Platz in der Gesamtwertung und das mit fast 38 Jahren. Für mich ein Beweis das man einfach dranbleiben muss. Zwei Käsebrote und ein leckeres Spezialmüsli sind ein guter Start in den Tag. Die Sonne scheint. Die Eisheiligen haben aber dafür gesorgt, dass es in der Nacht noch einmal gefroren hatte. Heute Bonifatius morgen nochmal die kalte Sophie. Dazu diese Bauernregel: Pankraz, Servaz, Bonifaz machen erst dem Sommer Platz oder vor Nachtfrost du nicht sicher bist bis Sophie vorüber ist.

**15.Mai 2019** Frühstück wie immer mit dem Spezialmüsli gestartet. Dann zwei Scheiben Vollkornbrote mit Käse, Tomaten und Spiegeleier. Gewicht hält sich gut. Drum auch ausgiebig zu Mittag gegessen. Gemüsepfannenkuchen mit Chilisoße, danach noch ein paar Nüsschen. Das war es dann essensmäßig auch schon für heute. Es geht ein kalter Wind, Sophie lässt grüßen. Mindestlohn für Lehrlinge wurde beschlossen und in den Betrieben und Behörden soll die Stechuhr wieder eingeführt werden.

**16.Mai 2019** Heute morgen bin ich spät aufgestanden und ich fühlte mich nicht so gut noch schlechter fühlte ich mich dann als ich folgende Pressemeldung der Polizei las: „Am Mittwoch fand die Obduktion der in einem Wohnhaus am Ortsrand von Bergrheinfeld gefundenen zwei Leichen statt, ein 53 Jahre alter Mann und seine 41

Jahre, von ihm getrenntlebende Ehefrau, statt. Außerdem gab es eine Tatortbegehung, um die Hintergründe der Tat zu rekonstruieren. Informationen über den genauen Ablauf der Tat und die Hintergründe des Brandes, der im Keller ausgebrochen war, wird die Polizei in den nächsten Tagen bekannt geben. Es wird von einer mutmaßlichen Beziehungstat ausgegangen. Anzeichen, dass ein Dritter involviert gewesen sein könnte, gibt es keine." Bei dem 53 Jahre alten Toten soll es sich um einen früheren Radprofi handeln. Er stammt aus Dittelbrunn, war in den 1980er und 90er Jahren als Profi erfolgreich. Er startete 1988 bei den Olympischen Spielen in Südkorea, fuhr zwei Mal bei der Tour de France, wo er zweimal Etappenzweiter wurde. Er war zwei Mal deutscher Meister im Einzelzeitfahren. 1980 wurde er zudem auch Deutscher Schülermeister. Ich kann mich sehr gut erinnern, weil der Vater von ihm immer beim Dittelbrunner Fahrradhändler Erich Hespelein in der Werkstatt saß. Jedenfalls so oft ich dort meinen Alan von der Reparatur abholte. Links neben der Tür Lubber Geyer und rechts der Vater des Profis. Ich habe dann auch öfters meine Trainingstouren so gelegt das ich bei Erich vorbei kam. War immer interessant die Radsportgeschichten der Schweinfurter Heroen anzuhören. Nach zwei Siegen bei Sechs-Tage-Rennen endete die Karriere 1993. Irgendwie bin jetzt innerlich ziemlich aufgewühlt. Gestern war wieder ein guter Tag für mich und der Zeiger der Waage geht immer weiter nach unten und ich fühle mich trotz aller Misslichkeiten die in der Welt und in meinem näheren Umfeld passieren sehr wohl. Ich werde mich nicht mehr zum Frustfressen verleiten lassen. Zu erwähnen ist noch, dass es gestern einen größeren Unfall an der Einfahrt hinter der Nordbrücke auf Etwashäuser Seite gegeben hat. Ein Wohnmobil und ein PKW kollidierten so schwer das der Fahrer des PKWs mit der Rettungsschere der Feuerwehr befreit werden musste. Die Umgehungsstraße war dann stundenlang gesperrt und es gab dadurch größere Verkehrs Behinderungen im gesamten Stadtgebiet. Zum Mittagessen habe nur ein bisschen Paprikagemüse, das ich mit Sojasoße und Piri-Piri abgeschmeckt hatte, gegessen. Sehr lecker mit dem zum Schluss frisch geschnittenen Schnittlauch darüber. Das Wetter ist wieder sehr trüb. Werde trotzdem einen Walk auf dem Trimm-Pfad machen. Die Hose wird jetzt wirklich langsam zu weit, seit Weihnachten habe ich jetzt 27 kg abgenommen. Im Gesicht bin ich schmaler geworden, der graue Vollbart hilft das zu kaschieren. Wo die Reise noch hingeht weiß ich nicht. Aber ans Aufhören will ich noch nicht denken. Dazu fühle ich mich mittlerweile einfach zu gut.

**17. Mai 2019** Schon wieder der halbe Monat Mai vorüber. Heute muss ich mir unbedingt eine neue Hose bei Harald kaufen. Die Alte hängt dran wie ein Schluck Wasser. Gestern Abend hatte ich leichte Depressionen, ich tagträumte von einer Pizza Fughi und einer Flasche Bardolino. Ich darf keine Kochsendungen mehr anschauen. ☺ Ist eh ziemlich dekadent was da als gekocht wird. Heute machte ich ein ganz großes Frühstück mit allem was dazu gehört. Eier, Speck, Käse, Obst und

Müsli. Irgendwie wars zu viel. Aber egal. Morgen ist Bundesliga Show Down ich tippe auf die Bayern. Aus der Zeitung lacht die neue Dekanin, sieht hübsch aus. Das Maintal zwischen Volkach und Grafenrheinfeld ist am Sonntag autofrei. Mittagessen heute zwei gebackene Camemberts und einen halben Liter Buttermilch und zwei Scheiben Vollkorntoast. Dann Walking im Tänning. Auf dem Waldweg überall Bucheckern Schalen und Eicheln vom letzten Jahr. Kinder grölen. Wahrscheinlich ein Ausflug des Kindergartens oder der Grundschule. Ein Buntspecht schaut neugierig hinter einem Baumstamm hervor. In der Ferne Martinshorn. Ein kleiner untersetzter Jogger überholt mich. Ich muss an den Anruf vor einer Stunde von Georg K. denken. Wir wurden zusammen 1959 eingeschult und waren der erste Jahrgang in der damals neu eröffneten St.Hedwig-Grundschule, damals noch Volksschule genannt. Nächste Woche ist dort 60-jähriges Jubiläum und unsere damalige Klasse ist zu den Feierlichkeiten eingeladen. Zum Glück hebe ich mir heute bei Harald eine neue Hose gekauft. Sie muss noch etwas gekürzt werden aber bis zum Freitag ist sie fertig. Freue mich schon die alten Gesichter wieder einmal zu sehen. Mit einigen ist ja der Kontakt nie abgerissen. Wolfgang bei Facebook, Erhard schickt ab und zu eine Whats App Nachricht, Ekkehard sehe ich öfters beim Straßenkehren, wenn ich in die Stadt watschele, Walter habe ich Autogramme besorgt und Kuno schreibt mir ab und zu eine Mail. Gewichtsmäßig geht's jetzt Richtung 115 kg.

**18. Mai 2019** 115,5 kg das motiviert zum Weitermachen. Sicherlich werden auch wieder Tiefschläge kommen. Aber im Moment bin ich sehr zufrieden wie es läuft. Es ist halt auch so dass man durch das auslassen einer Mahlzeit mehr Zeit für andere Dinge hat. Es darf nur keine Langeweile aufkommen, denn die ist auch so ein Fressfaktor. Also immer im Flow bleiben und wenn es langweilig wird einfach raus und spazieren gehen. Günstig wäre es, wenn noch andere Leute mitgehen. Ich bin im Laufe meines Lebens ein einsamer Wolf geworden. Es macht mir überhaupt nichts aus das ich mein Ding alleine durchzuziehen. Im Gegenteil. Unter das Frühstücksmüsli habe ich mir heute einen Apfel gerieben. Zwei Eier, zwei Tomaten, drei Scheiben Vollkornbrot mit Ziegenrahm machten das Breakfast komplett. Heute kommt ein Mann zu mir den ich das Fotografieren beibringen soll. Später dann drei Fußballspiele in Würzburg, Lengfeld und Rottendorf. Praktikantin Michi wird dabei sein, wie gestern Abend auch schon wo wir in Euerfeld das Spiel des Meisters (FT Schweinfurt) gegen den Absteiger (Duo Dettelbach) der Bezirksliga Unterfranken Ost fotografiert hatten. Komisch das sich die Vereine des Landkreis Kitzingen nicht in der Bezirksliga halten können. In den letzten drei Jahren sind Buchbrunn/Mainstockheim, Schwarzach, SSV Kitzingen, Bayern Kitzingen, Dettelbach und Marktbreit allesamt abgestiegen. Der SSV steigt als Meister in diesem Jahr wieder auf. Gratulation. Auch die Bayern haben noch die Chance durch die Relegation wieder nach oben zu kommen. Ich drücke die Daumen.

**19. Mai 2019** Nach aufreibenden Einsätzen auf den Fußballplätzen in der Region wurde ich auf der Heimfahrt auch noch gelasert. Mir schwant Schlimmes. Der Fotokurs gestern Morgen verlief sehr angenehm mit einem wissensdurstigen Mann. Ebenso auch mein Gewicht. Erstmal knapp unter 115kg. Zum Frühstück heute mal kein Müsli, ich hatte es vergessen einzuweichen. Dafür drei Scheiben Brot mit Käse, Ei und Tomaten. Ich merke immer mehr wie wichtig es für mich ist dieses Tagebuch dabei zu schreiben. Es hilft mir über schwache Stunden hinwegzukommen. Heute zum Mittagessen hat Lundi irgendetwas Chinesisches bzw. Asiatisches geplant. Ich lasse mich überraschen. Gut schmecken tut ja alles bei ihr. Bayern München wurde nach einem grandiosen Sieg über Frankfurt Deutscher Fußballmeister. Ribery und Robben verabschieden sich in den (Un)Ruhestand. Heute nochmal Fußball in Kitzingen und Sulzfeld, dann noch ein paar Relegationsspiele und die Saison ist endgültig Geschichte. Die ist es auch für die amtierende österreichische Regierung die nach dem skandalösen Ibiza Video mit FPÖ Vizekanzler Hans-Christian Strache aufgehört hat zu existieren. Genug ist Genug sagte Bundeskanzler Sebastian Kurz in einer Stellungnahme und kündigte Neuwahlen an. Der Niederländer Duncan Laurence gewann den Eurovision Song Contest in Tel Aviv. Deutschland wurde mit den beiden Frauen Sisters Drittletzter.

**20.Mai 2019** Schön wars gestern beim Thai Curry mit der fast kompletten Familie. Danach Fußball auf dem

Bayernplatz und in Sulzfeld. Die DJK Würzburg geht nach dem 2:2 Unentschieden auf dem Bayernplatz zurück in die Kreisklasse und Geroldshausen reichte ein Eins Null in Sulzfeld um in die Kreisliga aufzusteigen. Gefühlt war das ganze Dorf auf der Tribüne im Weinbergstadion. Praktikantin Michis war auch wieder dabei. Sie macht sich ganz gut. Mal schauen vielleicht bekomme ich sie soweit hin das sie selber mal ein Spiel übernehmen kann. Frühstück gestern war ausgiebig, was ich heute Morgen dann auch wieder auf der Waage angezeigt bekam. 115kg, was solls. Um langfristig und nachhaltig abzunehmen brauchts einen langen Atem und Geduld. Wenn man dabei bleibt wird man auch belohnt. Freue mich auf morgen, wenn ich endlich die neue Hose abholen kann, die mir dann auch richtig gut passt. Die Alte hängt dran wie ein Sack. Das ist eben die andere Seite des Abnehmens man braucht dann irgendwann neue Klamotten. Zum Mittagessen gibt es für mich heute den Rest vom Curry, das reicht dann auch. Mittwoch ist Relegation auf dem Bayernplatz gegen Aschaffenburg-Schweinheim. Wird nicht einfach für die Bayern.

**21.Mai 2019** Es regnet immer noch. Nun schon der zweite Tag Dauerregen. Regentief Axel kann nicht abziehen, der nicht mehr richtig funktionierende Jetstream ist die Ursache. Mit 70 Jahren stirbt der dreimalige Formel 1 Weltmeister Niki Lauda und mit 69 Lebensjahren folgt ihm Sportlegende Manne Burgsmüller. Buhrufe und ein gellendes Pfeif-Konzert am Montagabend in

Volkach vor dem Rathaus. Bei strömendem Regenwetter haben über 200 Volkacher Bürger ihrem Ärger über die Freibadschließung Luft gemacht und die Sitzung des Stadtrates lautstark gestört. Zwischen drei und sieben Millionen könnte die Sanierung den Steuerzahlern kosten. Ich war früher zu Unterwassershootings öfters im Volkacher Freibad. Schade das es heuer geschlossen bleibt. Die Waage zeigt das was ich erwartete. Frühstück wie immer heute mit kleinen Mozzarella Kügelchen und Tomaten. Ich mache einen kleinen Spaziergang. Komischerweise schmerzt mein linkes Knie. Nach ein paar Aufnahmen von Spiegelungen in den Wasserpfützen hole ich meine neue Hose bei Harald. Jetzt gibt es kein Zurück mehr. Auf dem Weg zum Parkplatz begegnet mir eine Frau die ein Gesicht macht als hätte sie gerade ihre Krebsdiagnose bekommen. Wohnmobilisten machen sich zur Abfahrt bereit. Meistens Rentner die ihre Lebensversicherung verbraten. Für meinen Geschmack verstopfen zu viele von den Geräten die Straßen. Zum Mittagessen habe ich mir zwei Scheiben Vollkornbrot mit Ziegenrahm und Radieschen gemacht dazu drei Eier in der Pfanne mit Schnittlauch, Schinkenwürfeln und ein bisschen geriebenen Käse. Dazu ein Glas Wasser und als Dessert einen Löffel Kürbiskernöl.

**22.Mai 2019** Gestern Abend habe ich noch einen Sauerteig mit Dinkelmehl und Buttermilch angesetzt und heute Morgen dann zu dem Teig zugesetzt den ich aus Dinkelvollkornmehl, eingeweichten Haferflocken, bisschen Leinsamen, Salz, Olivenöl und der restlichen Buttermilch machte. Danach Frühstück mit Spezialmüsli verfeinert mit Himbeeren, Vollkornbrot mit Ziegenrahm und Tomate. Zum Mittagessen macht mir Lundi ein Pilzragout, dazu werde ich dann das frisch gebackene Brot essen. Der Regen ist vorüber. Sehr gut fürs fotografieren heute Abend auf dem Bayernplatz. Relegation gegen Aschaffenburg-Schweinheim. Das frisch gebackene Brot duftet im ganzen Haus. Herrlich, erinnert mich an meine Zeit als Bäcker. Eine weitere Erinnerung zog ich aus dem Schuhregal. Meine 30 Jahre alten Brooks Laufschuhe. Klasse Laufgefühl. Auf dem Trimmpfad bin ich dann gleich ein Stück gejoggt, was aber mit 115kg nicht wirklich Spaß macht. Deswegen habe ich beschlossen noch einige Monate zu walken und weiter Gewicht abzubauen um dann vielleicht wieder ein wenig zu joggen. Wenns nicht geht, auch wegen den Schmerzen im linken Knie ist es auch egal. Ich häng mich da nicht mehr hin. Ich fühle mich jetzt schon wie ein Winner mit der bisherigen Gewichtsreduzierung. Wie hat einmal ein Bekannter zu mir gesagt: „Ja älter man wird umso schwerer wird es abzunehmen!", das stimmt nur bedingt. Aber ein eiserner Wille gehört dazu.

**23.Mai 2019** Irgendwie hat mich gestern noch die Backwut gepackt. Ich wollte den halben Hefewürfel im Kühlschrank nicht vertrocknen lassen. Ein bisschen Dinkelmehl war auch noch da und los gings. Gesüßt habe ich den Hefeteig mit Stevia, dazu 3 Eier und ungefähr 80g Butterschmalz. Teigruhe ist wichtig. In der Zeit Äpfel geschält, in Spalten geschnitten und Quark gerührt. Viel war nicht mehr im Kühlschrank, es dürften so 200g gewesen sein. Zur Verfeinerung der Quarkmasse: Abgeriebene Orangenschale, ein Ei und ein bisschen Stevia. Zum abbinden dann noch etwas Dinkelvollkornmehl dazu. Teig ausrollen auf ein mit Backpapier ausgelegtes Blech legen, Quarkmasse draufstreichen und die Apfelspalten auflegen zum Schluss mit Zimtpulver abstauben. Für die andere Hälfte des Teiges habe ich die Rosinen einer Packung Studentenfutter selektiert und untergeknetet. Gut das ich in den letzten Monaten mit den Fingerhanteln trainiert hatte 😊 Der Apfelkuchen konnte 40 min in der Hitze von 220 Grad schwelgen. Danach der Hefezopf, der vor dem Einschieben in den Ofen noch ein bisschen Eigelb abbekommen hatte. Er brauchte nur 30 Minuten bei 160 Grad. Selbstgebacken schmeckt doch am besten. Jedenfalls ist heute also einen Tag später vom Apfelkuchen nichts mehr da. Den lauschig schönen Abend habe ich dann auf dem Bayernplatz verbracht. Tolles Match. Mit 4:2 hat das Kitzinger Team die Aschaffenburger Vorstadtkicker aus Schweinheim nach Hause geschickt. Toller Fußball Abend. Gewicht passt so weit. Beim Mittagessen werde ich ein bisschen kürzertreten. Irgendwie bin zurzeit auf dem Technotrip. Ein DJ likte in Instagram meine Bilder beim Re-Link dann sah ich mir seine Filmchen an und mir gefiel seine Mucke. Der Postbote brachte heute ein Buch „Nie wieder Essanfälle". Ich soll darüber eine Rezession schreiben. Hoffentlich ist der 400 Seiten Schinken nicht zu wissenschaftlich geschrieben. Schade bei dem schönen Wetter, aber meine tägliche Walkingrunde habe ich nicht vernachlässigt. Mit den Brooks läuft das gut. Weniger gut läuft es mit manchen Rennradfahrer(innen) explizit die innen. Ich stand an der Ampel Kaltensondheimer vor der Unterführung. Ampelschaltung immer ganz knapp. Meistens schaffen es nur vier Autos durchzuhuschen, aber auch nur wenn der in der Pole stehende nicht pennt. Heute dann die zwei „Rennfahrer" Nebeneinander. Die Tussi will in ihre Pedalhacken einklicken, rutscht ab und fällt von der Kiste. Kann passieren, aber wenn man/frau das Sportgerät nicht beherrscht bitteschön den Bürgersteig verwenden. Hinter mir heilloses, enthemmtes Gehupe. Dann halt die nächste Grünphase. Es standen dann sieben bis acht Autos hinten dran. Ich bin ja früher selber Radrennen gefahren und hab da die tollsten Sachen erlebt. Kann vorkommen, tut weh und nervt die anderen Verkehrsteilnehmer. Zum Mittagessen wie beschrieben wenig. Blattsalat und ein paar geschmurgelte Champions toll von Lundi abgeschmeckt. Als Nachtisch habe ich mir eine Scheibe von meinem selbstgebackenen Vollkornhefezopf gegönnt. Mit Hüttenkäse und ein paar Himbeeren dazu. Krönender Abschluß wie immer ein Esslöffel Kürbiskernöl aus der Steiermark.

**24.Mai 2019** Gestern bekam ich einen Hilferuf von meinem Sohn. Natürlich helfe ich ihm. Ein Mitarbeiter aus Armenien sagt zu mir. Kennst du deutsches Sprichwort? „Ratten verlassen sinkend Schiiff." Das stimmt Mitarbeiter die den höchsten Lohn von allen kassiert hatten melden sich jetzt krank. Die selbsternannten Führungspersonen. Dazu kommt das Nasri aus Afghanistan ohne Vorwarnung abgeschoben wurde, quasi über Nacht. Ich verstehe sowas nicht, wieso sich die Regierungsparteien von den Populisten so jagen lassen. Nasri hat über ein Jahr bei Marcus in der Bäckerei gearbeitet, er konnte deutsch hatte eine Wohnung und trotzdem schiebt man so jemand ab. Ich hätte nicht gedacht noch einmal in der Backstube zu stehen mit meinen 66 Jahren. Aber genau das sind die Situationen wo man Stärke zeigen muss und das Angefangene fortzuführen. Ich werde mich jedenfalls nicht davon abhalten lassen meinen eingeschlagenen Weg weiter zu gehen. Das Walking Training werde ich in den nächsten Tagen und Wochen in die Backstube verlegen. Das 16:8 geht auch wenn frisch duftende Brötchen aus den Öfen gezogen werden. Nur nicht aufgeben Leute, auch wenn es bei euch mal nicht so rund läuft. Fresst den Frust nicht in euch hinein sprecht darüber und kämpft einfach.

**25.Mai 2019** Die Nacht war kurz. Schon um 00:30 Uhr stand ich in der Bäckerei. Zuerst Streuselkuchen, Hefezöpfe und Nussrollen hergestellt. Dann die verschiedenen Brotsorten, Baguette, Weißbrot, Brötchen und die legendären Handgemachten. Als ich wieder nach Hause fuhr stand die Sonne in einem Feuerball über den Dächern. Diesmal hatte ich 21 zu 3 gemacht geht auch. Nur keine Angst vor dem Magenknurren. In mein Frühstücksmüsli habe ich mir heute eine Möhre reingerieben. Später esse ich noch drei Maispoularden Schlegel in der Heißluft Fritteuse gegart.

**26.Mai 2019** Kein Fußball, kein Shooting. Ausgiebiges Frühstück mit meinem selbstgebackenen Bio-Dinkelbrot mit Roggensauerteig, Ziegenrahm und guten Kaffee. Das Gewicht hängt jetzt schon seit einigen Tagen bei 115 kg fest. Wird sich aber höchstwahrscheinlich auch wieder einmal nach unten bewegen. Müsste mehr Sport treiben. Habe aber heute Morgen lieber alle 10 Teile der skandinavischen Thriller Serie Greyzone angeschaut. Die düstere Musik ist schon immer sehr geil bei diesen Schwedenkrimis. Der Plot der Serie stellt eine Softwareentwicklerin in den Mittelpunkt die spezialisiert auf Drohnen-Technologie ist dabei gerät sie ins Visier von Terroristen. Die planen einen Anschlag und brauchen das Know-how ihrer Firma. Sie entführen sie und ihren kleinen Sohn. Zwischendrin dann Schnitzel mit Erbsenpüree oder wie die Briten sagen Mashed Pies und Spargelsalat. Danach ein paar Kürbiskerne und einen Esslöffel steirisches Kürbiskernöl. Wetter hat sich ein bisschen zugezogen. Eigentlich wollte ich nach Karbach fahren um beim letzten verbliebenen Straßenrennen Nordbayerns zuzuschauen. War aber zu faul und wie gesagt Greyzone fesselte mich vor den PC. Mal schauen vllt. fahre ich heute Abend noch nach Lengfeld um die Relegation der Zweiten Mannschaft der Bayern anzuschauen. Sie müssen gegen Rottenbauer ran. Apropos Bayern, die holten sich gestern mit einem drei null Erfolg über RB Leipzig wieder einmal den deutschen

Pokal. Ansonsten ist meine Stimmung nicht gerade gut, weiß auch nicht woran das liegt. Gestern machte ich einen kleinen Ausflug mit dem Caddy nach Schernau und Umgebung. Ich wollte unbedingt einmal die 200 Jahre alte Dorflinde fotografieren. Ein älterer Mann, etwa in meinem Alter spielte mit einem Kater und erzählte mir das vor ein paar Jahren die Linde in einer Silvesternacht einmal gebrannt hatte. Wahrscheinlich war ein Feuerwerkskörper daran schuld. Das Löschwasser sei gleich am Boden gefroren und erschwerte die Arbeit der Feuerwehr. Europawahl ist auch heute. Ich hatte meine Stimme schon per Briefwahl abgegeben.

**27.Mai 2019** Vom Gewicht war ich heute wieder positiv überrascht. Wie gesagt es ist ein ständiger Wechsel zwischen Gewichtsverlust und Gewichtszunahme. Aber im Trend eindeutig die Gewichtsabnahme. Einfach nicht beirren lassen. Die Bayern haben die Relegation auch in Aschaffenburg-Schweinheim gewonnen, müssen aber Dank des komplizierten Relegationsmodus mit Auf- und Abstieg in höherklassigen Ligen, jetzt in dieser Woche noch einmal gegen den Kreisklassisten Südring Aschaffenburg ran. Ich drücke die Daumen das es klappt. Nicht geklappt hat es bei der Bayern Reserve die ihr Relegationsspiel gegen Rottenbauer, in Lengfeld, vor großer Kulisse, um den Aufstieg in die Kreisklasse knapp verlor. Vom Spiel habe ich etliche Bilder online auf meinen Kitziblog gestellt. Ansonsten Formel 1 Monaco auf der Couch. Im Endergebnis Hamilton vor Vettel und Bottas. Eigentlich fuhr ja Verstappen als Zweiter an der Checkered flag vorbei. Doch bekam er eine Zeitstrafe von 5 Sekunden wegen Behinderung in der Boxengasse. Die Wahl in Europa ist beendet und die Grünen sind die Gewinner. Der Tatort gestern Abend erinnerte mich an meine Jugendzeit. Frühstück heute, nachdem ich gestern vergessen hatte mein Müsli einzuweichen, selbstgebackenes Dinkelbrot mit Käse und Marmelade, dazu ein Ei mit Paprikaringen.

**28.Mai 2019** Meine kognitive Wahrnehmung gibt mir zurzeit die nötigen Signale zum Weitermachen und übertünchen damit meine depressiven Gedanken die ich manchmal habe, wenn ich am Abend nichts mehr esse, wenn ich friere und der Magen knurrt. Ja es ist manchmal nicht einfach. Ich denke dann immer an den nächsten Morgen, an das gute Frühstück das ich mir dann gönne. Ich weiche dann immer das Müsli ein und freue mich insgeheim, wenn der Magen knurrt. Ich habe mit einem neuen Buch angefangen. Dora Heldt – Böse Leute, die gibt es nicht nur im Buch. Auch ich bin in meinem bisherigen Leben schon einigen sehr bösen Leuten begegnet die mich an die Grenze gebracht haben. Scheiß drauf, irgendwie geht es immer weiter. Früher habe ich mich vollgefressen und dann auch nicht besser gefühlt. Frustsaufen, so gerne ich auch einen Schoppen trinke und frustfressen sind keine Lösung im Leben. Mittlerweile habe ich es kapiert. Ich trinke fast keinen Alkohol mehr und wie ich es mit dem Essen halte das beschreibe ich in diesem Buch. Gestern Mittag habe ich den restlichen Spargelsalat vom Sonntag gegessen, dazu zwei Rotbarschfilets die mit einer Mischung aus gehackten Kürbiskernen und Dinkelbrotbrösel paniert waren. Bayerischer Kartoffelsalat, also nur mit Essig und Öl angemacht vervollständigten den leckeren Lunch. Zum Dessert frische Erdbeeren, Tasse Handgebrühten und der obligatorische Esslöffel Kürbiskernöl.

**29.Mai 2019** Der Tag begann heute für mich schon um kurz nach Mitternacht. Ich durfte wieder einmal Bachstubenluft schnuppern. Zuerst Streuselkuchen, Nussrollen und Hefezöpfe. Dann Bauernbrot, Mischbrot, Klosterbrot, Ratsherrnlaibe. Dann Baguette, Mehrkorn- und Sonnenblumenbrötchen. Die Handgemachten gehen immer besser das merkte ich spätestens an der Menge die wir vorbereiteten. Danach Laugengebäck und Butterhörnchen. Um sechs Uhr war ich wieder zu Hause. Frühstück und ab in die Kiste. Ich habe wieder mal vergessen das Müsli einzuweichen. No Problem. Nach einigen Stunden geruhsamen Schlafens. Mittagessen mit Laugenbrezen und einem Strammen Max. Heute Abend dann das nächste Relegationsspiel zwischen Bayern Kitzingen und Südring Aschaffenburg. Ein junger Mann mit blauen Haaren stürzt, die etablierten Parteien, in einem Youtube Video in die Verzweiflung. Rezo hat den Dialog zwischen dem Internet und der Politik hergestellt. Irgendwie hat er recht und AKK bekommt nach ihrem „kleinen" Zensur Ausrutscher eine Rüge vom Presserat und von einen Online-Magazin nach dem Anderen. Zum Glück hat das nichts mit meinem Abnehm Aktivitäten zu tun. Anders diese Geschichte: Malaysia will 3000 Tonnen Müll aus Elektroschrott und Plastikabfällen an die Verursacherstaaten zurückschicken. Ein generelles Umdenken in den Industrienationen sollte sich langsam breit machen. Für meinen Teil achte ich sehr darauf wie meine Sachen verpackt sind, wenn möglich kaufe ich lose die reinen Naturprodukte. Ich brauche kein fertig vor gemischtes Müsli von irgendeinem Konzern, womöglich noch mit 30% Zuckeranteil. Braucht man jedes Jahr ein neues Handy, sind die Hygiene Verordnungen in Sachen Lebensmittel noch zeitgemäß. Man muss den Lobbyisten der Industrie endlich auf die Finger klopfen. Wann kommt der neue Karl Marx, ist es Kevin Kühnert?? 😊

**30.Mai 2019** Die Waage macht keinen Mucks mehr in die gewünschte Richtung. Auch egal. Mit dem was ich bis jetzt erreicht und geschafft habe bin ich durchaus zufrieden. Weniger zufrieden dürften die Bayern aus Kitzingen mit dem Ausgleichstor in der 90.Minute im Relegationsspiel gegen Südring Aschaffenburg gewesen sein. Auch die Fans von Arsenal sind nach der 4:1 Klatsche gegen den Londoner Stadtrivalen Chelsea, die dadurch die Europa League gewannen nicht so glücklich. Heute ist Christi Himmelfahrt und nach einem fürstlichen Frühstück mit drei Sorten Brot, Ziegenrahm, Räucherlachs und Spezialmüsli geht dann zum Landesliga Tennis der Frauen um ein paar Bilder zu machen. Wetter scheint heute ganz gut zu werden Tendenz bis nächsten Dienstag: Sommerlicher heiß. Na Also. Zum Mittagessen hat Lundi einen leckeren Kabeljau mit einen Kürbiskernkruste gemacht. Dazu Spargelsalat und Gute Laune. Zum Wochenende soll es über 30 Grad warm werden, da wird es dann auf dem Kitzinger Stadtfest richtig heiß sein.

**31.Mai 2019** Es war wieder eine kurze Nacht um halb zwei stand ich in der Backstube. Ein Kollege aus Armenien fragte mich wie alt ich sei. Er wollte mir die 66 nicht abnehmen. „Du arbeiten schneller als viele Junge, mein Vater auch 66. Er immer sagen das man immerzu arbeiten sollte, dass hält einen frisch!" Netter Typ der Armenier. Ein junger Afghane der als Aushilfe arbeitet schwärmte mir vor das er in Kabul einmal eine Bäckerei eröffnen möchte. „Weißt du was. Bei uns wird immer viel Brot mit Mais gebacken. Ganze weiche Teige!" Das leben auf unserer Erde könnte so schön sein, wenn sich die Menschen nicht immer die Köpfe einschlagen müssten. Egal nützt ja nix jetzt sentimental zu werden. Ich merke das ich immer weniger Fleisch esse, manchmal wochenlang überhaupt nichts. Ich bin immer öfter mit immer weniger zufrieden. Manchmal backe ich ein frisches Dinkelvollkornbrot zu Hause oder ich nehme ein „altes" Brot aus der Retoure der Bäckerei mit. Man kann das noch gut essen. Zum Vatertag gestern habe ich von meiner Tochter eine gute Flasche Rioja geschenkt bekommen, da werde ich mir heute zum Mittagessen ein Glas gönnen. Habe heute gut geschwitzt denke das sich da wieder ein paar Gramm Körperfett verabschiedet haben. Am Nachmittag saß ich gemütlich auf unserer hinteren Terrasse. Ein frisch Gebrühter in der Tasse, spannendes Buch in den Händen. Der Täter wird gleich gefasst. Himmlische Ruhe doch plötzlich melden sich die Nachbarn. Der eine mit einem laut aufjaulenden Rasentrimmer und der Andere mit einem Wasserschlauch, den er wahrscheinlich bei irgendeiner Feuerwehr Auktion für Gebrauchtes erworben hatte. Krach im Ohr und nasse Füße. Leute, Leute. Auch der andere Nachbar, der seinen laut quakenden Teichfrosch erst vor wenigen Tagen gefangen und in die Natur entlassen hatte, fängt jetzt mit der seiner neuen Errungenschaft Rasentrimmer ebenfalls Krach zu machen. Ich verschwinde ins Haus und lese da den Krimi zu Ende. Tollen Buch ein Krimi aus Sylt, ich schmecke förmlich das Salz in der Seeluft.

**1.Juni 2019** Gestern war mein persönliches „Zuckerfest", will heißen ich habe seit langem mit den abendlichen Fasten gebrochen. Zwei Scheiben Brot mit Käse und zwei Gläser Rotwein mehr war es aber nicht. Was solls. Heute geht es wieder normal weiter. So wie sich mein Körper mittlerweile daran gewönnt hat. Waran er sich nicht gewönnt hat ist die Schafferei in der Backstube. Nach fünf Stunden tun mir alle Glieder weh. Trotzdem bin ich mit Lundi nach Zeilitzheim gefahren um ein wenig bei den bayerischen Meisterschaften im Einzelzeitfahren der Rennradfahrer/innen zuzuschauen. Für meinen Blog habe ich eine Bilderserie gemacht, sind schon tolle Maschinen die da einige gefahren sind. Mit Hermes kam dann die bestellte Silikon Backform von Amazon und da musste ich natürlich heute noch ein bisschen Brot backen. Dabei ist mir ein Malheur passiert. Eigentlich wollte ich einen scheißnormalen Vorteig mit Dinkelvollkornmehl ansetzen. Doch anstatt Dinkel erwischte ich Roggenvollkornmehl. Ich weiß als Bäckermeister sollte einem so ein Fauxpas nicht passieren. Aber nun ist es halt mal passiert. Was machen war die Frage. Ich knetete den Teig dann ziemlich weich, fast flüssig und da außer der Buttermilch nur ein paar Krümel Hefe darin waren, deckte ich die Schüssel ab und stellte sie in die Sonne. Es ist richtig Heiß geworden heute. Nach fünf Stunden, als wir aus Zeilitzheim zurückkamen. War der Teig herrlich aufgegangen und auch wieder in sich zusammengefallen. Er roch wie ein richtiger Sauerteig. Ich hoffte natürlich das die Hefe noch genug Kraft entfalten konnte um dann das Dinkelbrot zum Backen ausreichend zu lockern. Dazu teilte ich den „Sauerteig" in vier gleiche Teile. Einen Teil zum gleich verarbeiten die restlichen drei Teile verschwanden in verschiedene Tubberbehältnisse und wanderten in den Froster. Zum Teig nahm ich dann 500g Dinkelvollkornmehl, 15 g Salz und die 350 g Sauerteig. Dazu dann 400g warmes Wasser und daraus knetete ich in einer Schüssel wieder einen ganz weichen Teig. Diesen ließ ich dann wieder eine Stunde zugedeckt gehen. Danach staubte ich den Schüsselrand mit Dinkelvollkornmehl ein, kratze mit einen Teigschaber den Teig so auf, dass das Mehl unter den Teig gelangen konnte. Dadurch konnte ich ihn an den Ecken zusammenfalten. Dann mit dem dadurch erhaltenen Schluss in eine neue Schüssel heben und eine weitere halbe Stunde ruhen lassen. Ofen vorheizen auf 250 Grad, ein Backblech mit Rand voll

Wasser machen und zum Verdampfen in den Ofen. Sowie der Ofen heiß war, den ziemlich flüssigen Teig in
die Silikonform geben und in den Ofen schieben. Nach
30 Minuten Temperatur herunterschalten auf 180 Grad.
Das ganze Haus roch noch frisch gebackenen Brot.

**2.Juni 2019** Das Brot duftete immer noch herrlich und
schmeckte so gut das ich zwei Scheiben ohne Belag
schnabulierte. Tolle Lockerung, Schnittfest und gleich-
mäßige Porung der Krume bei einer Brotprüfung der
deutschen Innungsbäcker hätte das Gold bedeutet. ☺
Ich hätte nicht gedacht das sich das einmalige Fasten-
brechen gleich so krass auf das Gewicht überträgt. Stehe
jetzt wieder bei 116 kg, aber was solls. No Panik. Das
Wetter ist heute traumhaft schön. Schon jetzt um 8 Uhr
hat es 17 Grad. Gratulation nach Liverpool zum Sieg in
der Champions League. Kloppo hat es verdient. Die Kitzinger Bayern bekommen noch eine Chance sich für die
Bezirksliga zu qualifizieren. Am nächsten Mittwoch in
Brünnau kommt es zum Show-down gegen die zweite
Garnitur des FC Sand. Schau mer amol und Daumen
drücken.

**3.Juni 2019** Temperaturen wie in Afrika. Liegt es am
Africa-Festival das in Würzburg am Sonntag zu Ende
ging. Früher ging ich da öfters hin. Aber alles hat seine
Zeit. Die habe ich heute Morgen mit Freude auf der Per-
sonenwaage sehr gerne verbracht. Ich stieg dreimal
drauf und konnte es kaum fassen. Gewicht ist wieder bei
115 kg, trotz des ausgiebigen Mittagessens gestern.

Lundi hat sich wieder selber übertroffen. Lammfilet mit einer leckeren Kirschsoße und panierten Kohlrabi. Kleines Kirschwässerchen als Aperitif und zwei Gläser weichen chilenischen Rotweines. In der Beschreibung hieß es: „Die ganze Kraft und Intensität der Trauben von alten, knorrigen Rebstöcken ist in diesem Wein zu spüren. Er duftet nach schwarzen Kirschen und dunkler Schokolade mit einem Hauch von würzigem Tabak. Der Geschmack dieses Ausnahme-Primitivos beeindruckt mit Extrakt reicher Fülle, vielschichtigen und sehr fruchtigen Aromen sowie großer Präsenz." Er passte jedenfalls sehr gut. Nach dem Mahl legte ich mich erst einmal für zwei Stunden aufs Ohr und machte einen geruhsamen Mittagsschlaf. Herrlich kein Fußball und sonstige Fotografiererei. Die junge Frau die ein Fotoshooting haben wollte, hatte abgesagt. Frühstück heute wieder Spezialmüsli und zwei Scheiben des Dinkelbrotes vom Samstag mit Käse und Tomaten. Das halbe Dinkelbrot das ich vor über einer Woche gebacken hatte habe ich zu Semmelmehl zerrieben und mische immer einen kleinen Teelöffel in mein Spezialmüsli. Ich war schon immer ein Gegner davon Lebensmittel wegzuschmeißen. Nachdem Andrea Nahles über das Wochenende zurückgetreten ist, steht die SPD ohne Vorsitzende da. In Venedig rammt ein Kreuzfahrtschiff ein anderes kleineres Ausflugsschiff beim Anlegen. Ähnlich wie in Budapest. Zum Glück gab es keine Tote. Wenn ich es nicht vergesse werde ich mir morgen in mein Frühstücksmüsli etwas Kurkuma hineinrühren. Soll ja wahnsinnig gesund sein. Dann gab es noch zwei Premieren beim Giro de Italia mit Richard Carapaz holte sich zum ersten Mal ein Mann aus Ecuador das Maglia Rosa (Gesamtsieger) und mit Pascal Ackermann erstmals ein Deutscher das Maglia Ciclamino (Sieger der Punktewertung).

**4.Juni 2019** Heute ist bei den Muslimen das Ende des Fastenmonat Ramadan. Sie feiern heute ihr Zuckerfest. Für mich geht das tägliche Fasten weiter. Heute Nacht habe ich den Jungs in der Backstube wieder geholfen. Eigentlich bin ich hundemüde. Ich muss an das Massaker auf dem Platz des himmlischen Friedens in Peking vor 30 Jahren denken. Tausende Menschen wurden umgebracht. Ich könnte kotzen. Es ging als das Tian'anmen-Massaker in die Weltgeschichte ein. Frühstück heute Spezialmüsli aber ohne Kurkuma, ich habe mich nicht getraut. Zwei Scheiben Dinkelvollkornbrot mit Lachs und eine Laugenbreze. Ob ich heute noch was esse weiß ich noch nicht, hängt davon ab wie lange ich heute Morgen schlafen kann. Wie gesagt man muss einfach hart mit sich sein, wenn man Erfolg haben möchte. Gestern habe ich einen Island Krimi Schattenwege von Arnaldur Indriðason angefangen zu lesen. Er fesselte mich so dass ich über 200 Seiten voller Spannung gelesen habe.

**5.Juni 2019** Es läuft körperlich immer besser, die Backstubenluft tut mir gut. Was sind schon vier Stunden täglich. Mal schauen was der Insolvenzverwalter demnächst spricht und dem neuen Konzept von Marcus zustimmt. Als ich heute Nacht durch die menschenleere

Siedlung am Oberbäumle fuhr kam es mir vor als ob hinter jeden Busch Elben, Trolle oder gruslige Zwerge hervor lugten. So geht es, wenn man am Abend noch Arnaldur Indriðason liest. Zum Arbeiten heute habe ich meine über 40 Jahre alten Adidas Laufschuhe „Marathon Trainer" angezogen. Mit den blauen Schuhen bin ich Marathon in Frankfurt und Nürnberg gelaufen und auch den Halben in Trier wo ich damals die für mich sensationelle Zeit von 1:22 gelaufen bin. Gewicht nach ausgiebigem Frühstück mit drei Tassen Kaffee 115 kg. Denke das ich dann ein Nüchtern Gewicht von 114kg hatte. Im Moment freue ich mich das es so gut läuft. Heute soll ja der heißeste Tag des bisherigen Jahres werden. 35 Grad sind angesagt. Dann wird es wohl beim Relegationsspiel in Brünnau zwischen Bayern Kitzingen und FC Sand II eine Trinkpause geben. Ich nehme heute mal wieder meine derzeitige Praktikantin mit. Hoffentlich rocken das die Bayern.

**6.Juni 2019** Zum Frühstück heute habe ich mir ein Döschen Lysell Schwedenhappen gegönnt. Sehr lecker. Die Bayern haben leider das Relegationsspiel gestern gegen den FC Sand II mit 1:0 verloren. Welt geht deswegen nicht unter. Gewicht ist alles im grünen Bereich und ich denke nicht einmal im Traum daran aufzuhören. Die Würzburger Kickers haben heute ihre Bayernliga-Mannschaft abgemeldet und Harald Lesch bringt in einem Facebook Video die Brennstoffzelle wieder ins Gespräch.

**7.Juni 2019** Leider heute wieder ein Ausrutscher. Jedenfalls was 18 zu 6 angeht. Von den Kalorien dürfte es nicht zu viel gewesen sein aber meine Bauchspeicheldrüse freut sich nicht so sehr, wenn ich mich nicht an die von mir vorgenommene Regel halte. Die Arbeit in der Backstube bringt meinen Tagesablauf doch mehr durcheinander als mir lieb ist. Ich gelobe Besserung. Was gibt es sonst noch? Gestern ein schönes Fotoshooting gehabt und heute beginnt die Frauen WM im Fußball in Frankreich. Un photographe sympathique est parti. Gestern hat Moritz meinen Diesel auf der Autobahn mal richtig durchgeblasen. 215 sind für den 12 Jahre alten Caddy doch schon ganz schön munter.

**8.Juni 2019** Irgendwie läuft es gerade nicht mehr so wie die ganze Zeit. Neu orientieren ist angesagt. Nicht aufgeben jetzt. Ich mach mir Mut. Die Nacht habe ich heute in der Backstube verbracht. Ich konnte den frisch gebackenen Käsestangen nicht widerstehen. Besonders lecker die mit der Spinatfüllung. Ich denke ich bekomme die Kurve schon wieder hin. Nächste Woche bin ich wieder bei Bill zum Englischunterricht. Mich hat eine Frau aus Indianapolis angerufen ob ich nicht mal Lust hätte ihre deutsche Bäckerei zu inspizieren. Natürlich habe ich Lust. Ich habe schon einmal einen Ami in West-Hartford das Brezenbacken beigebracht.

**9.Juni 2019** Gestern hatte ich wieder gut durchgehalten und bin jetzt wieder auf den richtigen Weg. Man muss immer an sich und seiner Motivation arbeiten.

Hängenlassen gilt nicht. Heute ist zwar Pfingstsonntag. Ich habe aber trotzdem mit Marcus 3000 Spezial Vollkorn Hamburgerbrötchen der Sorte „Grain" durch die Brötchenschneidemaschine gelassen. Trotz des Sch…artikels in der Tageszeitung ist er wieder guter Dinge. Als kleiner Handwerksbetrieb ist es in diesem Deutschland nicht leicht zu überleben. Ausufernde Bürokratie, Fachkräftemangel und Abschiebungen ausländischer Mitarbeiter machen das Leben eines Selbstständigen nicht leicht. Ob die Grünen daran was ändern, wenn sie bald an die Macht kommen bezweifle ich jetzt schon. Frühstück war gut, ich habe mir ein „Grain" in den Toaster gesteckt, sehr lecker.

**10.Juni 2019** Gestern hatte ich mit drei hübschen jungen Frauen einen tollen Shootingnachmittag verbringen können. Es sind sehr schöne, authentische Bilder dabei entstanden. Die nötige Bewegung zwischen den Locations im Steinbruch und am Main sorgten dafür das sich mein Gewicht wieder in die richtige Richtung eingependelt hat. Das Wetter an diesen Pfingstsonntag war sehr schwül und die Sonne versteckte sich über tiefhängenden Wolken. Eigentlich ideal zum Fotografieren. Besonders die Fotos am Main sind sehr schön geworden. Heute zum Mittagessen hatte Lundi ihre Schwester Sigi und ihren Freund Manne eingeladen. Es gab lecker Kalbsschnitzel mit Kartoffel- und Spargelsalat.

**11.Jnui 2019** Das Gewicht ist festgefahren, auch wenn eine gute Bekannte von mir Bilder in meinem Blog auf denen ich zu sehen bin mit den Worten kommentierte: „Du hast aber schön abgenommen!" Die Stunden im frühen Morgen in der Bäckerei waren sehr anstrengend für mich. Nach ausgiebigem Frühstück habe ich mich nochmal ins Bett gelegt. Zum Mittagessen weckte mich Lundi auf. Es gab kleine Nürnberger Bratwürstchen und Spargel. Den Kartoffelbrei habe ich nicht angerührt. Das muss jetzt wieder bis heute Nacht reichen.

**12.Juni 2019** Heute Nacht schon um 1 Uhr aufgestanden und mit Garek Ciabatta aufgearbeitet. Danach das Übliche: Mischbrot, Bauernbrot, Klosterbrot, Ratsherrnlaib, Lauge, Krusti. Dann habe ich ausgiebig gefrühstückt, wahrscheinlich dabei viel zu viel gegessen. Zweites Frühstück dann bei meinen alten Freund Bill. Bewölkter Tag heute und sehr schwül.

**13.Juni 2019** Während die Temperaturen immer sommerlicher werden und sich die hiesigen Eisdielenbesitzer über gut gefüllte Lokale freuen, freue ich mich über meine Standfestigkeit in Punkto 16 zu 8. Ich ziehe das Ding durch. Fünf von zwölf Monaten sind geschafft. Ich spüre eine tiefe innere Fitness. Gut das ich mich dazu entschlossen habe. Sicherlich gibt es hin und wieder, speziell am Abend, Gelüsten zum Essen. Aber ich habe es ganz gut im Griff. Heute Morgen hatte ich Abdi, ein geflüchteter Somalier, am Taxistand abgeholt und ihn mit in die Bäckerei genommen. Ehrlich, ich würde niemand empfehlen Bäcker zu lernen, die Arbeitszeiten sind einfach unterirdisch.

**14.Juni 2019** Ich muss mich wohl damit abfinden das es im Moment schwierig ist etwas abzunehmen. Der stark veränderte Tagesablauf macht es sehr schwer in den Rhythmus zu kommen. Es gilt erstmal das erreichte zu erhalten und im Juli wird wieder erneut angegriffen.

**15.Juni 2019** Die letzten beiden Tage haben mich Gewichtsmäßig wieder in den Abgrund gestoßen. Heute lief es dagegen wieder ganz gut. Ich habe nach der Backstube gut schlafen können. Danach war ich in Laub beim Testspiel TSV Abtswind – TSV Kleinrinderfeld. Der Fitnesstrainer der Abtswinder, Robert Mildenberger, riet mir es einmal mit Nüchtern Läufe von einer halben Stunde Länge zu probieren. Leider habe ich im Moment auch leichte Stoffwechselprobleme, wahrscheinlich sitze ich wieder viel zu lange vor dem PC. Am Abend machte ich noch mit Ornella, einer Kamerunerin aus der Nachbarschaft, ein Fotoshooting bei dem bei der tiefstehenden Sonne tolle Bilder entstanden sind.

**16.Juni 2019** Trübes Wetter mit Regen, so wie es oft im Juni vorkommt. Zum Glück ist meine Stimmung besser als das Wetter. Ich bin wieder auf Kurs und das ist gut so.

**17.Juni 2019** Heute Morgen hat es Nebel so dicht wie im Herbst. Ich habe sogar die Nebelleuchten am Caddy eingeschaltet. Frühstück war ein Tick zu viel. Gewicht steht bei 116 kg. Es kann natürlich sein das sich das jetzt so eingependelt hat. Es wird spannend. Mal schauen wohin die Reise geht. Ich bleibe auf jeden Fall dran. Eigentlich ist es immer eine Mutprobe, wenn man als 16 zu 8 Praktizierender eine Kochsendung im TV anschaut. Einer der Kandidaten hat ein Thai-Curry gekocht dazu reichte er ein indisches Naanbrot, dass ich demnächst in abgewandelter Form auch einmal backen werde.

**18.Juni 2019** Gestern war ein Tag zum Vergessen. Sicherlich der Bocksbeutel hat geschmeckt und auch die belegten Scheiben des selbstgebackenen Brotes. Aber so ist das halt mal. Gewicht ist auf 117 kg gestiegen. Kann nur besser werden. Vielleicht liegt es am Vollmond. Auf dem Weg, heute Morgen zum Innopark, sind mir jedenfalls drei mondsüchtige Feldhasen begegnet. Abdi hat schon laut geschrien. Ich konnte gerade noch ausweichen und wäre dabei fast von der Straße abgekommen. Nach der Arbeit konnte ich dann noch einen wundervollen Sonnenaufgang fotografieren.

**19.Juni 2019** Im Moment bin ich in eine echte Krise gerutscht. Die Arbeit in der Backstube geht mir auf die Lunge. Lange kann ich das nicht mehr machen. Auch Gewichtsmäßig haut es im Moment nicht so hin. Heute starte ich einen neuen Anlauf. Gestern war ich bei einem guten Freund in Marktbreit. Ich versuche immer mit ihm etwas Englisch zu lernen. Gestern klappte es ganz gut ich übersetzte, mit seiner Hilfe natürlich, die Bildunterschriften von einem Bildband seiner Finnlandreise. Interessantes Land mit gepflegter Saunakultur. Auf der

Rückfahrt fotografierte ich kurz vor Sulzfeld am Straßenrand den herrlich pink blühenden Klee. Plötzlich hörte ich etwas was mich stutzig machte. Es war ein prächtiger Fasanenhahn, den ich mit meiner 680 mm Brennweite schön ablichten konnte. Das Wetter ist ziemlich warm, man kann sagen heiß. Mal schauen was die nächsten Tage bringen. Sometimes later becomes never, den Spruch habe ich gerade auf Facebook gelesen und ist natürlich keine Option für mich.

**20.Juni 2019**. Endlich wieder einmal durchgehalten und schon hat es sich wieder auf der Waage bemerkbar gemacht. Gestern Abend noch ein nettes Shooting gehabt. Danach konnte ich noch herrliche Bilder vom Sonnenuntergang machen. In das Brot das ich gestern Nachmittag gebacken hatte habe ich ein halbe Handvoll Kastanienlinsen mit eingebacken. Dadurch eine höhere Saftigkeit erreicht. Schlagzeilen heute: Deutsche LKW-Maut abgelehnt, bei der Vergabe der Fußball WM nach Katar sei Korruption im Spiel gewesen, in Deutschland gibt es Rechtsextreme und Nazis. Warum wundert mich das alles nicht. Naja Lokale Medien kümmern sich lieber um Insolvenzen von Mittelständlern und Handwerksbetrieben. Ist halt einfacher und ohne Gefahr. Freue mich auf morgen, wenn Lundi gebratenen Spargel mit Kräuterseitlingen für uns kocht. Wir lieben das einfache Essen ohne Schnickschnack und Schi Schi. Lundi kocht das Essen so wie es auch unsere Omas gekannt und gekocht hätten. Mittagessen heute an Fronleichnam oder wie die Amis sagen Corpus Christi: Böörger in der

Mainlust. War lecker aber Burger werden nie mein Leibgericht werden. Auch der Silvaner war sehr gut schön fruchtig so wie ich ihn mag. Einziger Wehrmutstropfen heute: Garek hat eine Whats app geschrieben ob ich morgen nicht schon um 1 Uhr in der Nacht mit anfangen kann. Interessant heute in der Mediathek des ZDF. Ein Ernährungsberater findet das 16 zu 8 als die beste dauerhafte Ernährung. Er empfiehlt gutes Olivenöl, Kaffee, allerdings ohne Milch und Zucker und Weizenkeime. Für alle Männer ab 50 wäre seiner Ansicht nach ein Gläschen Wein jeden Tag gesundheitsförderlich. Also was brauche ich dringend. Na klar guten Wein und Weizenkeime, die kann ich ja in das Brot mit reinbacken das ich zurzeit jede Woche backe. Heute dann noch diesen Brief eines Getränke Händlers auf Facebook entdeckt: „Sehr geehrte Kunden, sehr geehrte Damen und Herren, wir haben uns in den letzten 12 Wochen die Mühe gemacht und Fremdleergut der Kategorie „Einweg" gesammelt und dieses Ergebnis nun ausgewertet und es ist erschreckend. In Zeiten wo viele von Umweltschutz und Nachhaltigkeit reden, wo eine kleine Schwedin es schafft die ganze Welt zum Zuhören zu bringen, wo Freitag die Schule zweitranging ist und wir täglich Gedanken austauschen wie wir das Klima und die Umwelt retten können, wo es sich um Elektromobilität und Weltvermüllung dreht, schaffen wir es innerhalb von 12 Wochen sage und schreibe : 52 Säcke a 200 Stück, also 10 400 Einweg Flaschen & Einweg Dosen von unseren Kunden zurück zu bekommen und diesen Berg von Müll haben wir in diesem Bild einmal festgehalten. Wir fragen uns warum? 10 400 bei einem durchschnittlichen Verkaufspreis von € 1,00 entspricht einem Umsatz von € 10 400. Bei einem Erlös von 25% haben unsere Freunde von Kaufland, Aldi, Lidl& Co € 2600,00 Gewinn erwirtschaftet und wir haben deren Müll gezählt, gelagert und nun entsorgt. Die Kosten der Entsorgung sind immens und liegen bei rund € 0,05 pro Flasche/Dose. In Umkehrschluss bedeutet das, dass wir Kosten von über € 500,00 haben um diese Einweg Produkte zu entsorgen. Wenn die Bürgerinnen und Bürger so handeln würden wie sie sagen, dann hätte man bei uns Mehrweg Flaschen oder „Zweiweg" Plastik Flaschen gekauft, die von uns an die Hersteller zurückgegeben werden und dort fachgerecht recycelt werden um neue Flaschen herzustellen. Dann hätten wir als Familienbetrieb keine € 500,00 Kosten auf Handelsmüll, sondern einen Erlös von € 2000,00 (da wir geringere Spannen haben und wir durch die schlechteren Einkaufsbedingungen sowieso schon benachteiligt sind) durch den Verkauf von Umweltfreundlicheren Mehrwegflaschen erzielt. Nein, man drückt uns den Müll auf das Auge, weil es einfacher ist uns diesen Müll zu bringen als ihn mühevoll am Automaten im Kaufland oder Lidl zu entsorgen. Da müsste man ja in der Schlange stehen und warten oder noch schlimmer, man würde sich die Finger schmutzig machen – denn meistens bekommen wir die Flaschen in Behältern oder Tüten die mit Resten voll sind und wir dann aus dieser Brühe die Flaschen rauszählen müssen. Das ist die aber nur die wirtschaftliche Seite. Die Ökologische Seite sieht so aus, dass wir nun

10 400 Stück Plastikmüll auf dem Hof liegen haben der entsorgt werden muss. Wo endet dieser Müll? Wir wissen es nicht!!! Zurück gegeben wird er von uns an eine sogenannte Clearing Stelle welche uns den Pfandwert abzüglich Kosten für Abholung, Zählung, Lagerung, Entsorgung und anderen Gebühren auszahlt. Aber dann? Ganz ehrlich, ich kann Ihnen nicht sagen ob diese Flaschen fachgerecht recycelt werden oder wie so viel andere Müll einfach in das ferne Ausland verkauft wird und dort in die See geschmissen wird. Das ist auch nicht meine Aufgabe mir darüber einen Kopf zu machen, denn ich kann es nur an diese Clearingstelle zurückgeben. Das ist so geregelt und ich muss mich daranhalten. Was ich nicht Muss ist die Schnauze zu halten, wenn ich so einen Mist sehe. Umweltschutz? Unterstützung der Nahversorgung? Nachhaltiges Denken? Nein, es geht um Bequemlichkeit, Geiz ist Geil und nach mir die Sintflut. Wir bieten Ihnen eine Auswahl an unzähligen Produkten in Mehrwerggebinden, Mehrwegflaschen oder „Zweiweg" Pet Flaschen an, die von den Herstellern zur Herstellung von neuen Flaschen wiederverwertet werden. Wir verzichten bewusst in unserem Sortiment auf Einweg Sprudel in den 6er Packen obwohl der Marktanteil bei rund 50% liegt = wir verzichten der Umwelt zu liebe auf Mehrgeschäft was einem Betrieb in unserer Größe nicht leicht fällt. Aber wir machen das aus Überzeugung. Weil wir davon überzeugt sind das es eben NICHT GUT für die Umwelt ist. Wenn ich Betriebswirtschaftlich an den Punkt komme das ich Plastikmüll verkaufen muss um zu überleben, dann schließe ich

meinen Betrieb. Denn ich habe kein Problem damit meinen Kindern zu sagen das ich gescheitert bin, ich habe aber ein Problem damit meinen Kindern zu sagen, dass ich nichts gegen die Umweltverschmutzung getan habe. Wir fordern alle Kunden auf diesen Wahnsinn zu beenden!!! Es liegt in Ihren Händen und Sie haben die Wahl: Stärken Sie den Fachhandel. Kaufen Sie Mehrweg anstatt Einweg Helfen Sie mit der Umwelt zu verbessern Reduzieren Sie unnötigen Plastikmüll Sichern Sie die Nahversorgung und somit auch die Nachhaltigkeit Kaufen Sie Umweltbewusst, kaufen Sie lokal und stärken Sie denjenigen den Rücken der Tag für Tag aufsteht um seine Familie zu ernähren. Oder stärken Sie den Aktionären den Rücken, den Gesellschaftern, den CEO′S, all denen die dann genug Kohle haben um abzuhauen, wenn uns das Klima um die Ohren fliegt. Ihr Hans-Peter K.., Geschäftsführer. PS: Ich möchte Sie alle bitten zumindest nachzudenken und mir diese Offenheit nicht übel zu nehmen. Aber es wird Zeit das wir umsetzen was gefordert und von Nöten ist. Ansonsten können wir auch in die Politik gehen und Jahrelang nur reden!!!! Gerne darf dieser Brief auch geteilt werden – es geht hier nicht nur um Vaihingen oder Getränke K... Es betrifft tausende von Läden und Millionen von Menschen." Dem ist nichts hinzu zu fügen.

**21.Juni 2019.** Mission erfüllt. Gewicht wieder auf dem alten Level. Das heißt aber jetzt nicht auf die faule Haut legen. Immer weiter machen ist die Devise und das werde ich auch machen. Gestern am Abend das

Fußballspiel der U21 gegen Serbien angeschaut. 6:1 für Deutschland, imposante Leistung für Trainer und Spieler. Danach musste ich eine imposante Leistung abgeben und zwar in der Backstube. Um zehn vor eins holte ich Abdi im Würzburger Hof ab. In der Nacht gab es noch ein Gewitter und es hatte schön abgekühlt. Heute ist Sommersonnenwende, also der längste Tag des Jahres. Dabei ist es 15 Stunden hell.

**22.Juni 2019** Heute bin ich überhaupt noch nicht zum Schreiben und wiegen gekommen. Zuerst Backstube von 12 – 5 Uhr. Schlafen. Dann Promenadenfest des THW, weil da mein kleiner Enkel mittlerweile aktiv ist. Dann noch eine Veranstaltung. Panorama Baumwipfel-Lauf. Ich habe es Claus, dem Veranstalter, versprochen das ich Bilder mache. Der Run wurde wegen eines Gewitters später angesetzt, ich bekam davon nix mit und wurde Patschnass. Dann surprise nach etwa 80 Läufern und Läuferinnen kam mein Bruder angekeucht, dann hatte ich an dem Tag fast meine ganze engere Familie vor der Kamera gehabt. Jetzt bin ich Hundemüde und leg mich in die Koje.

**23.Juni 2019** Nach einem erholsamen Schlaf habe ich gut gefrühstückt und die restlichen Bilder des Panorama Laufes hochgeladen. Zum Mittagessen gibt es heute Wels oder Waller. Das sind die Fische die besonders groß werden können. Ich habe schon Bilder gesehen von zwei Meter großen Exemplaren. Es kann vorkommen das die Waller auch schon mal eine kleine Ente verschlingen. Gut zu erkennen sind sie an ihrem breiten Maul das mit zwei sogenannten Barteln eingerahmt sind. Schmackhaft ist aber nur das Fleisch der kleineren Exemplare bis zu 1,60m Länge. Der Fisch ist Kalorienarm 100g haben nur 163 Kalorien.

**24.Juni 2019** Heute habe ich mich für den Job als Inselblogger auf Norderney beworben. Ich habe die Anzeige in Facebook gelesen. Wahrscheinlich bin ich aber zu alt dafür und die Verantwortlichen werden jemand Jüngeres bevorzugen. Träumen will ich jetzt erst einmal nicht davon. Zum Frühstück hatte ich heute ein schönes frisches Minibaguette mit Kräutern Inside gegessen mit Ziegenrahm und Cornet Beef. Gestern habe ich noch bei einem Freundschaftsspiel in Schwarzach Bilder gemacht. Der Gegner aus der Landesliga hat dabei sieben Eier eingenetzt. Für meinen Steuerbescheid durfte ich das neue Prunkbüro meines Steuerberaters bewundern. Ich musste ein Formular unterschrieben. Schon Wahnsinn was die Jungs verdienen. Das ist so ein Job den ich auch machen würde, wenn ich wieder auf die Welt komme. Vom Büro aus hat man eine schöne View auf die Stadt Kitzingen besonders auf die Evangelische Stadtkirche und da ich fast immer eine Kamera dabei habe machte ich ein tolles Foto. Zum Mittagessen gabs nur ein bisschen Obst (Erdbeeren und Wassermelone). Über die Erdbeeren habe ich einen Löffel mit Kürbiskernöl gegossen. Ich weiß nicht ob ich das schon erwähnt hatte. Kürbiskerne und Kürbiskernöl ist gut für den Mann und seine Prostata. Mal schauen was die

Saharahitze bringt heute hatte es schon weit über 30 Grad im Schatten. In dem ich mich geradegesetzt hatte und den prächtigen Rosenstock meines Nachbarn bewundert habe. Heuer ist ein Rosenjahr. Wetter hat gepasst überall auf den Dörfern sieht man bei Überlandfahrten herrliche Rosensträucher. Aber ich will nochmal auf die Rosen meines Nachbarn zurückkommen. Sie sind Rosa und stehen an dem Fleck schon über 25 Jahre. Sie haben meinen ersten Nachbarn überlebt, der leider vor einigen Jahren gestorben ist. Auch die Nachmieter mit großen Außen Whirlpool sind Geschichte. Dann stand das Haus einige Monate leer und ich habe mich um die Rosen gekümmert. Die neuen Mieter des Hauses scheinen ihre Liebe zu dem Rosenstock gefunden zu haben. Jedenfalls kümmern sie sich um ihn.

**25.Juni 2019** Ich habe gut geschlafen und bin wieder bald aufgestanden um halb zwei war die Nacht vorbei. Es war im Verhältnis herrlich kühl – 18 Grad. Heute wird es wieder heiß. Hoch Ulla heizt richtig ein. Aber ob der Hitzerekord gebrochen wird ist ehr fraglich. So erzählte es jedenfalls der Wetterexperte im Morgenmagazin. Aber es ist schon so heiß das auf einzelnen Straßen der Asphalt schmilzt. Heute konnte ich einen phänomenalen Sonnenaufgang fotografieren. Danach leckeres Frühstück. Beim Gewicht tut sich seit Wochen nichts mehr. Wenn es das gewesen sein sollte, ist es mir auch recht. Nur nichts mehr zunehmen so muss jetzt die Devise für mich lauten. Zum Mittagessen habe ich ein Scheibchen Leberkäse, zehn Pommes (10) und reichlich

Gemüsesalat gegessen. Morgen soll es bis 38 Grad heiß werden.

Polizeieinsatz in Asylbewerberunterkunft ein 32-Jähriger wurde mit Unterstützung des Spezialeinsatzkommandos festgenommen. Ein 32-jähriger Armenier widersetzte sich am Dienstagvormittag seiner geplanten Abschiebung und verschanzte sich in einem Zimmer der Asylbewerberunterkunft am Oberen Main Kai. Ich arbeite ja zurzeit auch in der Backstube mit einem Armenier zusammen. Sie leben in ständiger Angst abgeschoben zu werden. Obwohl er seinen Job super macht. Sollte er ebenfalls abgeschoben werden kann Marcus seine Bude absperren. Die Nachmittagsruhe ist vorbei. Die Nachbarin spritzt mit ihrem neuen Hochdruckreiniger die Patina ihrer roten Betonpflanzsteine ab. Abgesehen vom Krach ist es eine ziemliche Wasserverschwendung.

**26.Juni 2019** Heute soll ja der wärmste Tag des bisherigen Jahres werden mit neuem Hitzerekord. Heiß ist es schon ob es für einen Rekord reicht wird man sehen. Essenmäßig war es gestern nicht der Hit. Mal schauen ob ich heute durchhalte. Die Nachtarbeit macht mich fertig. Eigentlich habe ich nur gut gefrühstückt heute.

**27.Juni 2019** Gestern habe ich es tatsächlich wieder einmal geschafft 18 Stunden nichts zu Essen. Hoffe das es heute genauso klappt. Fußball: Die Wiesentheider Bäckertruppe hat ganz schön aufgerüstet und einige ehemalige Bayernligaspieler ins Team geholt. Gegen die stark verjüngte Truppe aus Lengfeld reichte es trotzdem nur zu einem 2:2 Unentschieden. Heute hatte ich dann mal ein Fotoshooting mit einem älteren Model, sozusagen Best Ager Lady. War nett und Wetter war gut. Es war nicht mehr so heiß wie am Mittwoch und es wehte ein erfrischender Wind. Wir machten Bilder an meinen Lieblings Locations in Mainsondheim und Atzhausen. Ich hoffe das ich heute noch gut durch den restlichen Tag komme. Morgen früh steht schon wieder das nächste Shooting auf dem Programm.

**28.Juni 2019** Die Nachtarbeit bringt mich wirklich noch um und stellt mein Programm das ich mir selber gestellt habe auf den Kopf. Im Moment fällt es mir wirklich schwer mein Kurzzeitfasten durchzuziehen. Das Shooting mit einem befreundeten Journalisten und seiner neuen Flamme verlief sehr gut. Beide freuen sich über die schönen Bilder.

**29.Juni 2019** Ereignisreicher Tag heute. Zuerst musste ich mich über einen Brief ärgern den mein Hausarzt an meine Unfallversicherung geschrieben hatte aufregen. Dazu vllt. Später einmal etwas mehr. Dann fuhr ich mit Assistentin Michi zu einem etwas größeren Fotoshooting nach Würzburg. Dabei sind tolle Bilder in einem Fitnessstudio entstanden. Der Personaltrainer dort hat mir dann bestätigt das mein Weg mit dem Kurzzeitfasten der Richtige ist. Jetzt nur noch durchhalten. Ich habe über 2000 Fotos geschossen und danach noch ein

Fußballspiel in Schwarzach fotografiert. Apropos Fußball, die deutschen Frauen sind heute bei der WM in Frankreich gegen Schweden ausgeschieden. Wettermäßig schaut es so aus das es morgen nochmal richtig heiß werden soll und die kommende Woche dann etwas abkühlt. Wenn ich es heute mit dem Kurzzeitfasten durchziehen kann habe ich morgen wieder mein erreichtes Gewicht. Darüber freut sich auch der Besitzer der Fitness Clubs und ich weiß das er es ehrlich meint.

**30.6. 2019** Gewicht hat sich wieder dahin eingependelt wo ich es gerne habe. Frühstück heute war ein Ticken zu viel. Dafür dann sehr gesundes Mittagessen mit Sprossengemüse, Schnitzel in knuspriger Panade, Cognacsoße und fettfrei frittierte Süßkartoffel Frites. Draußen ist es unerträglich heiß. Mal schauen ob ich noch zu einem Fußballspiel zum Fotografieren fahre. Im Fernsehen habe ich ein Bisschen Frankfurt Ironman angeschaut. Klasse Leistung von Jan Frodeno und Sebastian Kienle auf den Plätzen eins und zwei. Beide trotz der großen Hitze unter acht Stunden im Ziel.

**1.Juli 2019** Das erste halbe Jahr ist Geschichte. Im Resümee ist es besser gelaufen wie ich es mir vorgestellt hatte. Auch gestern habe ich es wieder geschafft nach dem Mittagessen, außer Wasser, nichts mehr zu mir zu nehmen. Ich hoffe jetzt nicht, ich weiß es, dass ich jetzt noch einmal richtig Gas geben werde um mein Ziel Ü 100 zu erreichen. Gestern bin ich dann nach der Triathlon-Übertragung im hessischen Fernsehen zum

Freundschaftsspiel SV Gutenstetten Steinachgrund – Greuther Fürth über idyllische Nebenstraßen nach Mittelfranken gefahren. Es sind über diese Route nur 54 km. Trotz der Hitze waren so um die 800 Zuschauer im Stadion. Ich hatte vor dem Match zehn null für die Bundesliga Mannschaft aus Fürth getippt. Das Spiel endete dann zwölf null und die Bezirksligatruppe hatte wieder was dazu gelernt. In tropischer Nacht ist dann nach den Frauen auch die U21 Truppe von Stephan Kuntz gescheitert. Die aber wenigstens im Finale. Weiter ging es in dieser Nacht dann in der Backstube. Ich glaube ich habe noch nie so viel geschwitzt wie in dieser Nacht. Am Morgen dann ein Gewitter das ein bisschen Abkühlung brachte. Ein Nachbar nervt mich mit seiner Kreissäge. Er denkt jetzt schon an den Winter und das Schürholz für den Kachelofen.

**2.Juli 2019** Nach angenehm „kühler" Nachtruhe und einem netten Arbeitsmorgen in der Backstube gönnte ich mir ein ausgiebiges Frühstück. Ins Müsli rieb ich einen Apfel und einen Teelöffel Rote Beete Pulver. Gestern habe ich es doch wieder nicht ganz geschafft. Aber was solls zwei Scheiben von meinem selbstgebackenen Bio Sauerteigbrot und eine Eiertomate machen das Kraut nicht Fett. Bei Amazon habe ich mir Weizenkeime bestellt, diese sind besonders reich an Vitaminen, Mineralien, Spurenelementen und Aminosäuren. Die stark eiweißhaltigen Keimlinge enthalten auch ungesättigte Fettsäuren. Weizenkeime enthalten besonders viele nachfolgender Vitamine: B1 spielt eine wichtige Rolle bei der Funktion unseres Nervensystems. Fehlt das Vitamin, kann es zu depressiven Verstimmungen und Gedächtnisschwäche kommen. B2 auch bekannt als Riboflavin, ist relevant für die Stoffwechselprozesse im Körper. B3 unterstützt den Energiestoffwechsel und hilft dabei wichtige Nährstoffe aus der Ernährung aufzunehmen. B5 auch bekannt unter Pantothensäure, ist wichtig für die Herzgesundheit, die Lungenfunktion sowie die Verdauung. Zusätzlich soll es Stress reduzieren und Glatzenträger aufgepasst ☺ das Haarwachstum verbessern. B6 wichtig um unser Immunsystem sowie das Nervensystem zu stärken. B9 oder Folsäure unterstützt die Blutbildung, das Wachstum und die Neubildung von Zellen. Vitamin E wirkt antioxidativ und sorgt dafür, dass die Zellen vor freien Radikalen geschützt werden, die an der Entstehung von verschiedenen Krankheiten beteiligt sind. Die deutsche Gesellschaft für Ernährung empfiehlt Erwachsenen täglich etwa zwölf bis 15 Milligramm Vitamin E aufzunehmen. Bereits 50 Gramm der Weizenkeime können diesen Bedarf decken. Die Keimlinge enthalten auch wertvolle wie: Calcium, Kalium, Magnesium, Phosphor, Eisen und Zink. Eine Studie weist darauf hin, dass der regelmäßige Verzehr von Weizenkeimen den Alterungsprozess verlangsamen soll. Die Uni Graz fand 2014 heraus, dass der Inhaltsstoff Spermidin dafür sorgt, dass degenerativen Erkrankungen wie Demenz vorgebeugt werden kann. Auch sollen Weizenkeime eine positive Auswirkung auf die Keimdrüsen haben und dadurch die Fruchtbarkeit erhöhen. Außerdem sollen sie sehr gut für die männliche

Potenz sein. Weizenkeime sind ebenfalls eine gute Quelle für pflanzliches Eiweiß. Die Proteine sind besonders wichtig für den reibungslosen Ablauf vieler Körperfunktionen und spielen beim Aufbau von Muskeln eine wichtige Rolle.

**3.Juli 2019** Ich fühle mich gut die Fitness ist extrem gestiegen. Das mit dem Gewicht werde ich auch wieder einloten können. Mehr möchte ich heute gar nicht schreiben.

**4.Juli 2019** Ich bin froh das ich gestern die Kraft hatte wieder 18 Stunden nichts zu Essen. Es schlägt sich halt sofort auf die Waage durch. 115 kg. So eine Leistung motiviert dann auch wieder und zeigt mir das es funktioniert. Gestern noch zwei Fußballspiele in Volkach und Geesdorf geknipst. Weiß nicht wie lange ich das noch mache. So richtig Spaß macht es mir nicht mehr. Mein morgendlicher Mitfahrer in den Innopark hat sich via Facebook krankgemeldet. Manche Jungs machen es sich schon sehr einfach. Heute Morgen das erste Mal Weizenkeime ins Müsli gemacht. Schmeckt echt lecker und bringt Tinte auf den Füller.

**5.Juli 2019** Das war heute Nacht in der Backstube wieder Kernschmelze für Körper und Geist. Einen Vorteil hat die Schafferei ja. Voraussetzung für den Vorteil ist allerdings das ich nüchtern in die Backstube komme und es auch bleibe. Heute Morgen dann sprang die Waage auf nur noch 114 kg. Gut das relativiert sich wieder im

Laufe des Tages. Aber ich habe jetzt nicht vor mir den Bauch vollzuschlagen. Ein ausführliches Frühstück muss reichen. Kann sein das ich von Lundis Pizza heute Mittag noch ein Stückchen nach dem Schlafen esse. Mal schauen. Jetzt wird erst einmal gepennt.

**7.Juli 2019** Ups. Gestern ganz vergessen einen Eintrag zu machen. Nachdem ich zwei Tage durchgehalten habe, hat sich mein Gewicht auf 114 kg stabilisiert. Es geht langsam. Kein Ding. Es hat ja auch Jahre gedauert sich die Kilos anzufuttern. Heute Morgen zum Sonntagsfrühstück ein frisches Dinkelvollkornbaguette gebacken. Sehr lecker. Gestern hatte ich viel zu fotografieren. Gleich sechs Spiele im Toto-Pokal das bei den Landesligisten im neuen Modus auf der Sportanlage des TSV Lengfeld ausgetragen wurde. Qualifiziert hat sich Jahn Forchheim, vor TSV Lengfeld und dem FC Geesdorf. Vierter wurde abgeschlagen mit drei Niederlagen der Baiersdorfer SV. Vorher hatte ich ein Fotoshooting mit den Kitzinger Bayern im ehemaligen Gartenschaugelände am Main.

**8.Juli 2019** Irgendwie geht es mir nicht gut. Trotz der Fortschritte beim Abnehmen. Melden sich die dunklen Gedanken immer öfters bei mir. Heute war ich bei Orthopäden wegen einem Schulter Attest für die Versicherung. Mein Hausarzt hatte ja mit seinem Schreiben alles versemmelt. Aber egal ich mache ihn keinen ernsthaften Vorwurf. Man ist halt als Rentner nur noch 08/15 Patient dessen Tage auf dem Planeten gezählt sind. Ich habe gut gefrühstückt, danach zwei Dinkelbrote gebacken und zwar mit einem Teig TA 200. Bin gespannt wie die schmecken. Heute werde ich nichts mehr probieren.

**9.Juli 2019** Schlechter Tag. Ich fühle mich ganz mies. Auch weil ich mich ein bisschen mit der Klima Problematik beschäftigt habe. Sollte mein Fantasy Roman „Ende der Weinlese" am Ende doch Realität werden. Die Online Ausgabe des Magazins „Capital" zitiert den Climate Change Performance Index 2019 der Umweltorganisation German Watch. Ob das alles stimmt was die da so schreiben weiß ich nicht aber es regt zum Nachdenken und Überlegen. Es werden in einem Ranking auch die zehn Länder aufgeführt die die größten Klimasünder auf unserem Planten sind. Wieso wundert es mich nicht, dass diese Rangliste Saudi-Arabien vor den USA anführt. Dann folgt Iran, Südkorea, Taiwan, Australien, Kanada, Kasachstan, Russland und auf Platz zehn der Umweltsünder ist Malaysia. Mich wundert das China nicht unter den Top Ten der Umweltsünder ist. Was kann man tun? Ich weiß es nicht!! Sicher erscheint mir aber, dass die Industrie und die Regierungen an der für mich mittlerweile nicht mehr kontrollierbaren Entwicklung schuld sind. Viele haben Angst das zu tun was wichtig wäre. Es geht um Wählerstimmen und Aktionäre. Jeder der Macht besitzt versucht sich sein Leben so schön wie möglich zu gestalten. Von Korea bis nach Afrika - in der ganzen Welt sind sie zu finden. Staatschefs die ihre Bevölkerung unterdrücken, sich selbst aber ein Leben in Luxus leisten. Außerdem ist jeder käuflich, der sogenannte Westen vor allem mit Öl. Als ich zur Schule ging hörte ich meinem Lehrer mit offener Mund zu, wenn er in Erdkunde, so hieß das vor 60 Jahren, von den Chinesen erzählte. Von einem Milliardenvolk das mit Fahrrädern unterwegs ist. Schon damals prognostizierte er das dieses Volk, sollte es einmal vom Fahrrad auf das Auto umsteigen das Erdklima so geschädigt wird das es zu einer Katastrophe kommen wird. Es sind die DAX gesteuerten Konzerne die dies verbrochen haben. Mit einem Mal scheint die Lösung für die Klimakrise aber gefunden zu sein: Bäume pflanzen. Die ausgedünnten grünen Lungen des Planeten sollen das Treibhausgas Kohlendioxid aus der Atmosphäre filtern und klimaneutral verwandeln. Problem gelöst? Wenn es so einfach wäre. Wälder können zwar Kohlendioxid aufnehmen das ist unbestritten aber eben nur in begrenzten Mengen. Wenn ich was zu sagen hätte würde ich sämtliche Kreuzfahrtschiffe stilllegen, allen Golfplätzen auf der Welt den Wasserhahn zudrehen. Fußball nur noch auf Kunstrasenplätzen zulassen. Wohnmobile verbieten. Flugreisen und Autofahrten reglementieren. Die Menschheit wird an einen Punkt ankommen wo sie alle hochrangigen Militärs lynchen wird, aber dann wird es für den Planeten schon zu spät sein. Ich will mich jetzt aber nicht mehr weiter mit diesen trüben Gedanken den Tag versauen. Ich überlege gerade wie ich meinen Konsum noch weiter einschränken kann. Mein Caddy ist jetzt 12 Jahre alt und fährt noch wie eine Eins. Klamotten kaufe ich so gut wie keine mehr, auch so ein Irrsinn. Bin am Überlegen und Suchen wo man sich bei einem

Biolandwirt beteiligen kann. Durch das wenige Essen kann ich mir jetzt auch besseres, im Sinne, von nachhaltig produzierter Ernährung leisten. Mein Frühstück war gut und reichhaltig. Gestern hatte ich am Nachmittag zu viel von meinem selbstgebackenen Dinkelbrot gegessen. Ich hoffe das ich heute wieder durchhalten kann.

**10.Juli 2019** Heute war wieder ein Tag zum vergessen. Trotzdem Gewicht gehalten und das ist ja schon mal was.

**12.Juli 2019** Bis auf die mühsame Arbeit in der Backstube ist alles gut. Gewicht 114 kg. Heute einen Focacciateig angesetzt den ich morgen früh ausrolle. 500g Dinkelvollkornmehl, 300g Wasser, 10 g Salz, 10g Hefe ein paar getrocknete Kräuter, und ein paar Tropfen Olivenöl. Er steht jetzt overnight im Kühlschrank.

Vor genau 32 Jahren leitete Ronald Reagan mit diesen Sprüchen das Ende der DDR ein: "Mr. Gorbatschow, open this gate. Mr. Gorbatschow, tear down this wall."

**13.Juli 2019** Typischer Sommertag heute. 22 Grad und Schauerregen. 😊 Gut das ich gestern wieder durchgehalten habe. Die Focaccia heute Morgen zum Frühstück war köstlich. Lundi war zu wenig Salz im Teig, das ist aber oft bei Vollkornteigen der Fall. Zum Mittagessen habe ich dann den Rest der italienischen Spezialität, die ich leicht umgeändert habe, gegessen. Bin mit den letzten zwei Tagen eigentlich sehr zufrieden. Fünf Jahre ist es nun schon her, dass Mario Götze das Goldene Tor im WM-Finale in Brasilien 2014 schoss.

**15.Juli 2019** Gestern ganz vergessen einen Tageseintrag zu schreiben. Samstag war bescheiden. Am Abend ein Pulle Rotwein getrunken. Sehr lecker. Dazu ein Ciabatta mit schwarzen Oliven und ein Schüsselchen Kürbiskerne. War jetzt nicht so viel zu viel. Aber egal muss auch mal sein. Gestern gabs leckeres vom Grill und danach noch Rüblikuchen. Hätte auch nicht sein müssen war aber leider sehr lecker. Dafür habe ich am Abend nichts mehr gegessen und stand dreieinhalb Stunden hungrig in der Backstube.

**16.Juli 2019** Durch die Arbeit in der Backstube bin ich aus dem Tritt gekommen. Vielleicht liegt es auch an der Einstellung. Muss meine Situation neu überdenken.

**17.Juli 2019** Es läuft nicht rund mit dem Abnehmen. Wird schon wieder. Besser lief es für den VfL Bibergau und für Ursula von der Leyen. Bibergau gewann das Pokalspiel in Erlach und Ursula die Wahl zum Kommissionspräsidentin. AKK wird jetzt Verteidigungsministerin, wie mich das Postengeschachere ankotzt.

**18.Juli 2019** Die Bäckerei Will ist Geschichte auch ein letzter Versuch mit einer Investorengruppe ist gescheitert. Das Ganze geht mir doch mehr an die Nieren als ich gedacht habe. Jedenfalls läuft es mit dem Abnehmen im Moment überhaupt nicht.

**19.Juli 2019** Boah ey war das heute ein Stress in der Backstube. Fünf Stunden volle Power. Garek ließ nicht locker und ein Teig nach dem anderen musste aufgearbeitet werden. Mein T-Shirt war tropfnass geschwitzt. Es war wahnsinnig schwül und viel zu tun. Der Stress in der Backstube hat sich auch auf mein Gewicht positiv ausgewirkt, das jetzt wieder bei 116kg liegt. Heute versuche ich mittags und abends nichts zu essen. Auch Schauspieler Armin Rohde will sein Gewicht mit Intervallfasten reduzieren, wie er der Bildzeitung verriet "Ich esse 16 Stunden am Tag nichts", sagte er dem Blatt. Zudem macht der 64-Jährige Sport. Schwimmen, Laufband und dergleichen. Mein Sport war wie gesagt heute in der Backstube und das wird auch nächste Woche so sein.

**20.Juli 2019** Heute vor Fünfzig Jahren landeten die ersten Menschen auf dem Mond. Ich war zu dem Zeitpunkt 16 Jahre alt und hatte meine Bäckerlehre in Dettelbach gerade abgeschlossen. Ich interessierte mich so dafür. 69 ist mehr als Mondlandung. 69 gab es Woodstock, was bis heute den mystifizierten Mythos des friedliebenden Amerika darstellt. 69 gab es aber auch die Morde an John F. Kennedy, Malcolm X, Martin Luther King und Robert F. Kennedy es gab den Vietnamkrieg mit seinen schrecklichen Bildern, den Kalten Krieg und eine Jugend die begann sich aufzulehnen. Ich würde mich gerne gegen mein Gewicht auflehnen aber so recht klappt es im Moment nicht.

**21.Juli 2019** Heute Nacht habe ich geschlafen wie ein Stein. Kein Wunder! Am Abend hatte ich eine Bulle Spätburgunder geleert. Wie schnell man wieder 5 kg drauf hat. Unglaublich. Ich werde aber nicht aufgeben. Wenn es im Moment auch ein bisschen zäh ist. Gestern war ein sehr heißer Tag und ich habe drei Spiele beim Dettelbacher Stadtpokal fotografiert. Pokalsieger wurde schlussendlich die Mannschaft vom anderen Mainufer, der SC Mainsondheim. Die Siegerehrung führte der langjährige Bundesliga Profi Torben Hofmann durch der für Leverkusen, Freiburg und die Löwen in der ersten Liga kickte und jetzt Reporter und Moderator beim Bezahlfernsehsender Sky ist.

**22.Juli 2019** Gewicht ist immer noch im grünen Bereich. Zwar nichts abgenommen aber auch nichts zugenommen. Suche gerade die Urkunde von meinem Mondgrundstück das ich vor Jahren einmal zu einem runden Geburtstag geschenkt bekommen habe. Ich glaube ich setze mal wieder einen Teig für eine Focaccia an.

**23.Juli 2019** Es ist sehr heiß geworden. Über 30 Grad. Gestern hatte ich ein klasse Shooting mit der zauberhaften Denisa und heute hat Marcus das Ende der Bäckerei verkündet. Ein Wechselbad der Gefühle.

**24.Juli 2019** Heute ist es noch heißer als Gestern. Ich befürchte fast das mein Fantasy Roman „Ende der Weinlese" Realität wird. Diese wurde heute in der

Main-Post wieder etwas verzerrt dargestellt, aber wenigstens nicht so reißerisch wie das letzte Mal. Durch die vielen Insolvenzen in der Gegend hat der Redaktionsleiter wenigstens was zu schreiben. Was bliebe wäre das Wetter. Der Kitzinger Rekord soll ja diese Woche fallen. Ehrlich: Ist mir scheißegal. Gestern beim Pokalspiel in Mainsondheim spendete mir ein Mann, den ich von den Fußballplätzen kenne, Trost. Damit hätte ich nicht gerechnet. Von den angeblich guten Freunden höre ich nichts. Auf solche Freundschaften ist geschissen. Gute Wünsche bekomme ich immer von einem Fotografen Freund aus Veitshöchheim. Ein Lehrer aus Karlstadt den ich auch schon länger kenne schreibt mir über Facebook folgende Zeilen: „Lieber Hans, ich war heute echt schockiert, dass die Bäckerei Will zumacht. Es tut mir sehr sehr leid, dass die Traditionsbäckerei deiner Familie nicht mehr weitermachen kann. Bis bald wieder, ich hoffe, wir sehen uns mal wieder Viele Grüße." Aber sonst nichts. Ehr das Gegenteil ist der Fall, man ist ein Geächteter mit dem man nicht mehr spricht. Was solls so sind halt die Menschen.

**25.Juli 2019** Gestern war es sehr heiß. Nicht nur bei uns in Kitzingen, noch heißer war es in Geilenkirchen in NRW. Dort wurde mit 40,5 Grad ein neuer Hitzerekord für Deutschland gemessen. Aber damit nicht genug, heute sollen sogar die 41 Grad fallen. Gestern habe ich noch ein Jugend Freundschaftsspiel der Klasse U15 zwischen den FC Kickers Würzburg und der neuen JSG

Bayern Kitzingen fotografiert. 10 zu 1 gewannen die Nachwuchskicker aus Würzburg. Essenstechnisch war es ehr ein Desaster. Schwamm drüber. Lebe geht weiter.

**26.Juli 2019** Kitzingen ist den Hitzerekord los und Geilenkirchen hatte ihn nur einen Tag. Bonn wenige Stunden 40,6 Grad wurden dort gemessen. In Lingen im Emsland ist die Quecksilbersäule auf 42,6 Grad geklettert. Insgesamt wurden an 15 Messstellen in Deutschland höhere Temperaturen gemessen wie der 4 Jahre alte Rekord in Kitzingen.

**29.Juli 2019** Irgendwie hatte ich keine Zeit in den letzten Tagen zu schreiben. Gewicht könnte besser sein. Ich backe einfach zu viele Vollkorn Ciabattas aus Dinkel. Heute mal mit schwarzen Oliven. Freitag, Samstag und Sonntag hatte ich insgesamt sechs Fußballspiele und eine Taufe zu fotografieren. Bei der Taufe hatte ich wieder einmal gemerkt wieso katholische Pfarrer nicht meine Freunde werden. Mehr möchte ich dazu nicht schreiben. Bei den Fußballspielen hätte es auch das eine oder andere mehr sein können doch aufziehende Gewitterwolken veranlassten mich die Plätze vorzeitig zu verlassen und nach Hause zu fahren. Recht sollte ich behalten, wegen Starkregens wurden einige Matches abgebrochen und zum Teil dann auch nicht mehr angepfiffen. Noch zweimal um halb zwei aufstehen dann ist es mit der Bäckerei endgültig beendet. Einerseits sehr schade und traurig, andererseits bin ich auch froh das ich wieder ein „normales" Leben führen und mich wieder voll und ganz auf mein Projekt Kurzzeitfasten konzentrieren kann. Heute kam die Absage aus Norderney. Es wird nichts als Inselblogger. Ehrlich gesagt hatte ich auch nicht damit gerechnet das mich die Fischköpfe nehmen würden. Egal, das ist jetzt nicht das Thema über das ich lange nachgrübeln werde. Neue Sachen sind am Laufen. Garek aus Armenien möchte das ich mit ihm einen Trip in seine Heimat mache. Wieso nicht. Der Flug ist zwar teuer und dauert lange, weil es über Moskau geht.

**30.Juli 2019** Über meinen Steuerberater bin ich ziemlich enttäuscht, er lässt mich einfach hängen. Aber egal ich führe es einfach mal auf die Insolvenz von Marcus zurück. Jeder denkt jetzt er kann mit einem machen was er will. Kein Geld, keine Rechte, keine Freunde mehr. Was solls. Aber diese Erfahrung hätte ich jetzt mit 66 Jahren auch nicht mehr machen müssen.

**31.Juli 2019** Wenn man offensiv mit einer schlechten Situation umgeht dann fühlt man sich trotz der schlechten Sache doch irgendwie erleichtert. Nachdenklich machte mich allerdings die Tatsache das ein junger Afghane mit dem ich jetzt ein Vierteljahr zusammengearbeitet, gelacht und gegessen habe, abgeschoben werden soll. Er erzählte mir von der Bäckerei seines Vaters, die er einmal übernehmen wollte. Sie wurde von einer

Bombe zerstört. Ab morgen werde ich wieder angreifen und mit meinem bewährten Teilzeitfasten fortfahren.

**1.August 2019** The Day after. Ich habe, nachdem ich gestern viel zu viel gefressen habe, beschlossen heute zu fasten und zwar den ganzen Tag. Die Flasche Rotwein hätte auch nicht sein müssen.

**2.August 2019** Ich habe mich gut erholt und bin bereit zu neuen Taten. Frischwärts geht es weiter. Lebkuchen im August da haben die Zeitungsfritzen doch nur drauf gewartet. Aber wie schreibt ein Kommentator unter dem Artikel: „Eigentlich ist das doch sowas von egal…bunte Eier gibts auch das ganze Jahr, also was solls...!" Das Wetter hat umgeschlagen heute den ganzen Tag Regenschauer und auch für Morgen sind sie gemeldet. Da werde ich dann eben drei Fußballmatches im Regen fotografieren. Wäre nicht das erste Mal.

**4.August 2019** It is a sign. Jedenfalls funktioniert Instagram, 500px und auch mein Kitziblog nicht mehr. Egal Insta geht ja schon seit einer knappen Woche nicht mehr bei mir. Also Gramblr geht nicht, das Tool mit dem ich immer die Bilder hochgeladen hatte. Ganz ehrlich: Das meiste was da in Insta hochgeladen wird ist Schrott. Ich will mich jetzt dazu nicht näher äußern. Denke das mein Blog irgendwann wieder in die Gänge kommt. Wahrscheinlich haben ihn die 500 Triathlon Bilder zu arg zugesetzt 😊. Gestern hatte ich mir ein hartes Programm auferlegt. Schon ab 11 Uhr ging es in Randersacker mit dem Testspiel FC Würzburger Kickers – FC Augsburg, dann Triathlon, dann Abtswind – Erlangen, Wiesentheid – Thulba und zum Schluss noch Siedler gegen Rottendorf. Bei 500px, einem Fotografenportal, ist es halt so dass die einem unbedingt einen erweiterten Zugang verkaufen wollen, aber das brauche ich nicht. In Facebook trete ich schon lange kürzer, die ganzen Selbstdarsteller kotzen mich an. Ich überlege schon seit längerem das ich mich dort abmelde, konnte mich aber bis jetzt noch nicht dazu entschließen. Heute hat Lundi sehr gut gekocht. Lamm mit Kirschsoße, Rotkraut und Kartoffel-Sellerie Nocken. Sehr lecker. Heute nur zwei Fußballspiele und morgen fahre ich mit Marcus und Paul zu Engelbert Strauß. Da freue ich mich drauf. Wir hatten noch nie zusammen das Vergnügen einen Ausflug zu machen und mein Enkel Paul wird bald elf Jahre alt. Das waren auch die Schattenseite der Selbstständigkeit. Mein linkes Knie schmerzt noch. Bin gestern an einer Absperrung hängen geblieben und hingefallen. Wird schon wieder. Gewichtsmäßig wie zu erwarten 120 Kilo. Aber das wird auch wieder, deswegen schreibe ich ja dieses Tagebuch.

**5.August 2019** Heute war ich mit meinem Sohn Marcus und meinem Enkel Paul in Bibergemünd bei Engelbert Strauß. Es hat Spaß gemacht mit den Beiden. Früher vor der Insolvenz hatte Marcus für sowas nie Zeit. So hat alles doch seine zwei Seiten. Es gibt Momente in denen alle Hoffnung vergeht und Stolz schwindet, die Erwartung und aller Glauben die Seele zerbricht. Ich schreibe das nur weil heute das Gegenteil eingetroffen ist. Ich war schon lange nicht mehr so glücklich wie heute.

**6.August 2019** Gestern den Neuanfang gestartet. Stehe jetzt wieder bei 120 kg. Aber ich denke es wird weiterhin gut klappen. Meine Bauchspeicheldrüse freut sich schon. Garik war heute zu Besuch und wir sprachen über Vergangenes in der Backstube und Zukünftiges in Armenien. Mal schauen ob es klappt. Nachher werde ich meinen Sauerteig anfrischen und einen Teig für ein Focaccia ansetzen. Alles aus Dinkelvollkornmehl. Mein Tages Rhythmus kommt so langsam ins Gleichgewicht. Nachdem ich 200 meiner Ansichtskarten bei der Buchhandlung im Markt abgegeben habe besuchte ich noch die Ausstellung in der Rathaushalle. „Aktuelle Kunst aus Trebnica". Vor allem die Filsstiftzeichnungen einer Künstlerin haben mir sehr gut gefallen. Was mir noch aufgefallen ist. Nach der Insolvenz und dem Kackbericht in der Mainpost schauen einem sonst vertraute Leute komisch von der Seite an, als ob man ein Aussätziger ist. Mindestens vier Leute die mir früher auf die Schulter geklopft haben liefen an mir vorbei und schauten dabei weg. Naja so ist das halt mit den Menschen. Ehrlich: Mich juckt es nicht im Geringsten.

**7.August 2019** Gestern hat es mit dem Nachmittagsfasten ganz gut geklappt. Ich hoffe das ich mich heute auch beherrschen kann. Dann wäre ich eigentlich wieder im Flow. 119kg ist ein ganz guter Wert. Wollte gerade ein wenig walken. Dach jetzt schüttet es wie aus Eimern.

**9.August 2019** Es läuft gut, 118kg sind das Zeichen auf der Waage dafür. Gestern war ich mit Heiko beim Totopokalspiel FT Schweinfurt – TSV 1860 München. Der Drittligist gab sich auf der Maibacher Höhe keine Blöße und gewann Status gemäß mit sechs zu eins. Die Löwen haben viel vom Glanz früherer Jahre verloren, trotzdem kamen viele Fans zum Match. Für mich war es gut das ich den fliegenden Bratwurstbrötchenverkäufer widerstanden habe und eisern geblieben bin.

**10.August 2019** Noch zwei Kilo dann habe ich wieder mein Gewicht erreicht das ich vor meinem vierteljährlichen Engagement in der Backstube schon einmal erreicht hatte. Bin schon ein bisschen Stolz das ich die Kurve wiedergekriegt habe. Seit gestern Abend regnet es ohne Unterbrechung zum Glück habe ich mich nicht für das Taubertal-Festival akkreditiert, das musste gestern Abend abgebrochen werden. Bei der Kreisliga Eröffnung in Willanzheim war es schon so drückend gewesen. Gestern Abend dann noch ein Brot in den Ofen geschoben. Eigentlich wollte ich erst heute Morgen backen, aber wegen des starken Gewitters hätte ich sowieso nicht schlafen können. Mit meinem variablem Teigsystem ist es unerheblich wann man das Brot bäckt. Hört sich kompliziert an ist es aber nicht. Wichtig ist nur das der Teig relativ weich ist TA 180 und das er im Kühlschrank steht und da sind zehn Stunden besser als fünf. Den Teig könnte man zwanzig Stunden in einer gut schließenden Schüssel im Kühlschrank stehen lassen. Je länger desto mehr Aroma. Ich verwende nur Dinkelvollkornmehl in Bioqualität, Leitungswasser, einfache Backhefe (0,3%) und Salz (1,5%). Kommt Vollkornroggen zum Einsatz dann natürlich mit selbstgezogenem Sauerteig, Ein Schüsselchen Anstellgut steht bei mir im Kühlschrank. Zweimal anfrischen. Dauert halt dann auch mindestens zwei Tage, je nach Wetterlage bzw. Zimmertemperatur. (Im Rezeptteil mehr davon) Von einem Freund aus der Backcomunity habe ich eine Schamottsteinplatte für den Ofen geschenkt bekommen. Wenn diese richtig erhitzt ist hebt sich das Brot nochmal richtig gut heraus. Zum Mittagessen heute habe ich mir bisschen Vollkornbrot mit Olivenöl angeröstet. Dazu zwei frische Tomaten aus eigenem Anbau, bisschen Fisch und als Nachtisch geröstete Pistazien und leckere Aprikosen. Das solls für heute gewesen sein.

**11.August 2019** Gestern hat es wieder gut geklappt und ich habe nach dem Mittagessen nichts mehr gegessen. Danach zwei Fußballspiele in Eibelstadt und Geesdorf fotografiert. Mal schauen wie es heute wird. Die Motivation ist vorhanden. Geschockt haben mich die Bilder aus Russland wie menschenverachtend dort das Regime mit ihren Bürgern umgeht. Schrecklich. Langsam wäre es an der Zeit über eine Weltkonföderation nachzudenken um den drohenden Exodus der Menschheit etwas entgegen zu setzen. Das Gegenteil ist der Fall. Despoten kleben an ihren Sesseln und rüsten ihr Militär weiter auf.

**12.August 2019** Gestern Abend konnte ich dann doch nicht widerstehen und ich machte mir eine Bottle Pinot Grigio Della Venezie Rosato auf. Sehr lecker, besonders wenn er so wie die Flasche gut gekühlt war. Kaum zu glauben das so ein delikater Wein nur 2.49 Euro beim Lidl gekostet hat, wo er so beschrieben wurde: *„Fruchtiges Bukett und saftiger Geschmack zeichnen diesen trockenen Wein aus Grauburgunder-Trauben aus. In der Nase animieren zarte Beerennoten zum ersten Schluck. Am Gaumen zeigt dieser Wein seine feine Fruchtaromatik von grünem Apfel und Zitrus sowie eine knackige Säure und Frische. Durch seine Vielseitigkeit eignet sich dieser Italiener als Aperitif und als idealer Begleiter zu vielen leichten Gerichten und Geflügel. Die empfohlene Trinktemperatur liegt bei 10-12 °C."* Ich habe dazu von meinem selbstgebackenen Dinkelbrot gegessen. Geröstete Kürbiskerne und ein paar Käsescheiben rundeten das späte Mahl ab. Heute bin ich nach Gerolzhofen gefahren und habe zwei Objektive und eine Mark III zum reparieren bzw. zum Check und Clean gegeben.

**13.August 2019** Gestern super durchgehalten und auch heute denke ich das es klappt. Dazu zwei Sauerteigbrote gebacken. Läuft. Zurzeit esse ich viele Aprikosen. Sehr lecker.

**14.August 2019** Bis auf den leckeren Muffin, den mir eine liebe Bekannte zum Testen mitgebracht hatte bin ich mit den gestrigen Tag zufrieden. Am Abend hatte ich ein schönes Shooting mit der bildhübschen Orniella Das Wetter ist relativ kühl, wenn es weiter so geht müssen wir bald wieder die Heizung anschalten. Im Moment vom Klimawechsel keine Spur. Aber das kann sich sehr schnell ändern und dann ist es an Weihnachten wieder wärmer wie jetzt im August. Heute fahre ich noch zum Landesligamatch nach Schweinfurt zum Sportplatz am Kleinflurleinsweg auf der Maibacher Höhe, wo sich die dort beheimateten Freien Turner mit der TG Höchberg messen werden.

**15.August 2019** Es klappt nicht so wie ich es mir vorstelle. Ich esse zwar nicht zu viel. Aber es reicht um nichts abzunehmen. Wohlfühlfaktor ist im Moment aber ziemlich hoch.

**17.August 2019** Gestern eindeutig zu viel gegessen. Lundi brachte einen Wein vom Einkaufen mit der sehr gut geschmeckt hat. Auf dem Etikett ist ein Holzschnitt mit einem Jungen abgebildet der ein Nashorn an der Leine führt. Der Wein wurde in Iphofen unter der Prüfnummer D-BY -5043 abgefüllt. Dann steht da noch Palá Terre Vignoble du Grand Pere drauf. Was nichts anderes heißt wie Blasse Erde Weinberg des Großen Vaters. So ein Schmarrn. Früher stand halt Iphöfer Julius-Echter Berg Silvaner Kabinett drauf und der Queen hat ihn bei ihrer Krönung 1953 auch ohne Nashorn gemundet. Wahnsinn wie lange die schon Königin ist. Erschrocken bin ich gestern in meinem Caddy auf der Rückfahrt vom

Landesligamatch in Fuchstadt, als plötzlich ein Warnlicht aufleuchtete. Es war nur das Lichtlein für den Airbag. Jetzt ist er abgestellt und es leuchtet nichts mehr. Beruhigend. Was allerdings nicht beruhigend für mich ist, dass ich es nicht schaffe an die Disziplin des Frühjahrs anzuknüpfen. Jeder Tag ein neuer Versuch und wenn ich es durchgezogen hätte dann wäre es mit dem Nashorn Tropfen nichts geworden.

**18.August 2019** Der Hochsommer ist vorbei. Heute ist es aber noch mal schön warm. Gestern hat es am Nachmittag wieder geregnet. Gewicht war gestern bei 117 kg. Ich hätte mich nicht wiegen sollen. Das schlechte Gefühl hätte mich von der abendlichen Schlemmerei abgehalten. Naja egal man muss zu seinen Fehlern stehen. Heute war ich aber trotzdem zu feige mich zu wiegen. Dafür habe ich ein leckeres Dinkelvollkornbrot mit Kurkuma gebacken. Die Krume ist ganz gelb. Lundi hat was Leckeres zum Mittagessen gekocht. Irgendein Fischfilet mit Pankomehl paniert und in Butterschmalz gebraten. Tollen Blattsalat dazu mit feinem Dressing. Sehr lecker. Danach Kaffee mit kleiner Tortenetagere. Gut das Moritz da war, sonst wäre es zu reichhaltig gewesen. Jetzt reicht es auch wieder einmal.

**19.August 2019** Gestern hat dann am Ende doch wieder der Silvaner zu gut geschmeckt und das selbstgebackene Dinkelvollkornbrot mit viel Kurkuma drin auch. Mehr möchte ich zu dem Tag nicht schreiben. Der Blick ist aber trotzdem nach vorne gerichtet. Darum bin ich heute auch mit Garik sieben Kilometer auf dem Schwanberg herum marschiert. Durch den Friedwald am Keltenwall vorbei zum Birkensee von dort zum Conradseck und wieder zurück zum Parkplatz. Ich hatte die falschen Schuhe an und habe mir jetzt Blasen gelaufen.

**20.August 2019** Es regnet schon wieder. Eigentlich wollte ich heute zum Pokalfight nach Karlburg fahren. Aber ich habe mir gestern, wie beschrieben, eine Blase gelaufen. Außerdem sind es nach Karlburg hin und zurück 100 Kilometer. Mittags habe ich einen Locationcheck in Rottendorf gemacht. Meine Tochter will ein Dinkelvollkornbrot, es schmeckt ihr so gut.

**21.August 2019** Mein älterer Sohn Marcus hat heute seinen 40. Geburtstag. Die Zeit vergeht. Über mein Gewicht möchte ich nichts schreiben. Im Moment läuft es gar nicht. Meine Blase am rechten hinteren Fuß ist aufgeplatzt ich weiß nicht ob ich nach Stammheim zum Pokalspiel gegen Hirschfeld fahren kann.

**23.August 2019** Gestern ganz gut gehalten, dabei hatte ich einen leckeren Zwetschgenkuchen gebacken. Den aber Gäste bei uns so ziemlich alleine weggefuttert hatten. Die Zwetschgen zum Kuchen hatte ich auf einer Streuobstwiese aufgesammelt. Auch einige Äpfel wanderten in meinen Beutel. Die Waldbrände im Amazonas Gebiet haben mittlerweile apokalyptische Ausmaße angenommen. Die regierenden Despoten machen die Erde platt.

**24.August 2019** Gut ausgeschlafen mein Frühstücksmüsli angerührt. Danach zwei Spiegeleier, eine Bratwurst, die noch von gestern übriggeblieben war, zwei Scheiben vom selbstgebackenen Dinkelvollkornbrot, eine leckere Tomate und eine Scheibe Tilsiter. Danach die Äpfel geschält die ich auf einer Streuobstwiese bei Schwanfeld aufgelesen hatte, als ich gestern zu einem Fußballspiel nach Bergrheinfeld fuhr. Den Teig hatte ich schon am Freitagabend aus dem Gefrierfach genommen. Da ich den Schalter im Kopf endlich umlegen konnte war das auch der letzte Kuchen den ich vorläufig gebacken habe. Freue mich jetzt wieder richtig das ich mit dem Kurzzeitfasten weitermache. Heute schon einen Liter Zimtmilch gekocht die ich dann zum Müsli einweichen verwenden werde. Sie duftet herrlich. In dem Vierteljahr indem ich jetzt mal mehr, mal weniger mit dem Kurzzeitfasten ausgesetzt hatte habe ich wieder fünf Kilogramm zugenommen. Ausgangsgewicht ist jetzt wieder 119kg. Mein Lebensmotto: Never give up. Ich habe mir sogar zwei t-shirts mit dem Spruch bedrucken lassen.

**25. August 2019** Gestern am Abend an einer gezielten Fressorgie teilgenommen. Quatsch. Ich habe einfach zu viel gefressen. Die Einladung in einen trendigen Burger Laden war gut gemeint. Mir hat es auch ganz gut geschmeckt. Besonders beim Nachtisch das Schokoküchlein mit flüssigem Kern. Ich hatte sowas vorher noch nie gegessen. Ob ihr es glaubt oder nicht, auch der Absacker Gin am Schluss war für mich eine Premiere, ich hatte zuvor noch nie Gin getrunken. Frühstück heute Morgen ließ ich ausfallen. Jetzt ist es auch wieder gut und ich konzentriere mich auf die Kurzzeitfasterei. Ich hoffe das ich mich dann wieder besser fühle.

**26.August 2019** Gut das ich gestern durchgehalten habe. Nur eine Mahlzeit. Die aus einem leckeren Cordon Bleu mit tollem Blattsalat und gebratenen Champignons bestand. Gestern dann noch den Teig für ein Olivenbrot gemacht das ich dann heute Morgen gebacken habe. Lööööcker. ☺

**28.August 2019** Bin jetzt wieder einigermaßen im Flow. Interessant Gestern die Weinlese bei Frido mit dem großen Vollernter von Friedrich. Am Abend dann ein tolles Fotoshooting mit Michis gemacht. Leider habe ich mir jetzt auch den Fuß angestoßen und die große Zehe am rechten Fuß ist geschwollen.

**30.August 2019** Irgendwie klappt es im Moment nicht mehr so recht. Mache mich aber nicht verrückt. War vllt. Auch ein bisschen Viel fotografieren in der letzten Zeit. Die Schiffahrt mit Luzia auf dem Main den Sonnenaufgang entgegen und das Fotoshooting mit der aufregenden Patis waren tolle aber auch anstrengende Projekte.

Und dann war da auch noch der Zwetschgenkuchen den ich aus Streuobstbeständen gebacken habe.

**2.September 2019** Der September hat nicht besonders gut angefangen, jedenfalls essentechnisch. Jetzt gilt es trotzdem wieder die Kurve zu kriegen. Trotzdem ein bisschen viel Kurve in den letzten Wochen und zählbaren Ergebnissen. Heute habe ich schon mal das Frühstück ausfallen lassen. Mal schauen wie das klappt. Dann würde ich es mal öfters so probieren. Irgendwie bekomme ich aber auch den Arsch nicht hoch um wieder ein bisschen zu laufen. ☹

**3.September 2019** Gestern ging das schon ganz gut mit der Umstellung. Jetzt habe ich aber meinen ersehnten Urlaub in Sichtweite und kann mich nicht mehr so richtig motivieren. Trotzdem habe ich heute Morgen einen Nüchtern Walk gemacht. Ich habe mich sehr wohl gefühlt. Danach beim Frido eine Flasche roten Bremser geholt, den ich heute Abend mit Lundi zwitschern werde. Wenn man in einer Bäckerei sozialisiert wurde und dann 40 Jahre in dem Beruf gearbeitet hat denkt man oft ans Brotbacken. Deshalb habe ich gestern einen Sauerteig angesetzt der jetzt schon eine gute Reifung zeigt. Ich werde ihn später nochmal anfrischen und morgen damit ein leckeres Roggenvollkornbrot damit backen. Mit einer reiferen Frau hatte ich gestern noch ein längeres Fotoshooting gemacht und auch heute mache ich wieder eines mit einer Frau im besten Alter. Das sollte dann aber für diesen Sommer reichen.

**5.September 2019** Bin schon um 1 Uhr aufgestanden und habe Garik zum Flixbusbahnhof nach Würzburg gefahren. Es hat alles geklappt bei ihm in der armenischen Botschaft in Berlin. Nur bei mir klappt es im Moment nicht so gut, was das Abnehmen angeht.

**7.September 2019** Gestern war ich beim Arzt zur Begutachtung. Die Unfallversicherung hat es so gewollt. Brigitte Endres-Paul stellte dabei fest das ich einen Schlüsselbeinbruch hatte. Er ist jetzt krumm zusammengewachsen. Freue mich jetzt auf meinen Urlaub in Armenien. Ich lasse jetzt mal die weiteren Diätplanungen außen vor. Garik hat mir erzählt das dort unheimlich viel gesoffen wird. Im Oktober weiß ich mehr.

**10. September 2019** REISEFIEBER in zwei Stunden geht es nach Armenien. Über das Gewicht sprechen wir nicht. Im Oktober wird wieder einmal neu gestartet.

**10. Oktober 2019** Ein Monat ist vorbei. Heute habe ich mich das erste Mal auf die Waage getraut. 124 kg, damit lässt sich arbeiten. Es war sehr schön in Armenien und ich habe viel erlebt. Wir sind ja via Moskau nach Jerewan geflogen und auch so auch wieder zurück. Ich habe noch nie in meinem Leben so gutes Gemüse und Obst gegessen. Ich darf an die wohlschmeckenden Tomaten gar nicht denken. Das erste Mal habe ich Lila Basilikum probiert, sagenhaft. Die Wassermelonen zuckersüß und die Brotsorten auch sehr frisch und gschmackig. Mir hat das Matnakash am besten geschmeckt. Um neun Uhr kam es immer aus dem Ofen beim Bäcker gegenüber. Verkäuferin Tshasmin musste immer lachen, wenn ich kam und ich habe es schon auf dem Weg zurück in die Wohnung ein Brot angebissen. Kein Ciabatta oder Baguette kann da mithalten. Alleine dieses Brot ist es Wert noch einmal nach Armenien zu reisen. Es gibt dann noch ein Fladenbrot das Lawash heißt und eigentlich zu jeder Gelegenheit von der einheimischen Bevölkerung gegessen wird, sogar bei den Hochzeiten gibt es ein Lawash Ritual. Dieses Brot wird eigentlich nur von Frauen gebacken die kniend in eine Art Fußgrube sitzen und das Brot herstellen. Mir schmeckte aber das Matnakash am besten. Sehr gut natürlich auch das Original Armenische Schaschlik, jeder der es einmal probiert hat ist davon begeistert. Außer natürlich das derjenige ein Vegetarier ist. Für die werden vor dem Fleisch Auberginen, Tomaten und Paprikas auf den Grill gelegt. Schaschlik ist in Armenien ein Ritual und wird in den meisten Fällen von Männern zubereitet. Dabei fließt viel Wodka durch die Kehlen. Man schnalzt mit Daumen und Zeigefinger an den Hals und ruft laut Bottle. Auch ein Ritual. Ich habe es einmal auf 22 Gläser gebracht. Das schöne beim Wodka ist, dass man am nächsten Tag keinen Kopf hat. Übrigens meine Unfallversicherung hat ein schönes Sümmchen gezahlt, sodass ich mit Lundi ihren 60. Auf La Palma feiern werde. Jetzt muss ich aber versuchen wieder die Kurve zu bekommen um mit dem Kurzzeitfasten wieder an anfängliche Erfolge zurückzukehren.

**11. Oktober 2019** Gestern war es dann doch nicht das Gelbe vom Ei. Lundi brachte vom Lidl ein warmes Ciabatta und dazu eine Flasche Rouge mit, da war es um mich geschehen. Schmeckte nicht mal schlecht. Aber 49 Cent ist schon sehr dumpingverdächtig. Auch den badischen Roten vom Kaiserstuhl konnte man trinken und der kostete auch nur 2.49 Euro. Heute habe ich für die Lundis Kids Pizza gebacken, sehr gut und lecker. Teig aus Dinkelvollkornmehl, stückige Tomatensoße aus der Dose, geriebenen Gouda und meine Spezial Pizza Gewürzmischung drüber fertig. Fünfzehn Minuten bei 280 Grad. Für das Wochenende viele Fotoaufträge bekommen.

**15.Oktober 2019** Reboot required. Denke das es ab heute klappt. Müsli jedenfalls habe ich eingeweicht und einen Brotteig in den Kühlschrank gestellt. Einfach dranbleiben. Never give up habe ich mir im Urlaub in Armenien in die rechte Hand tätowieren lassen. Jetzt halte dich auch dran, sagt gerade mein innerer Schweinhund zu mir. Bei Amazon habe ich mir ein Kilo Leinsamenschrot bestellt. Soll ja sehr gesund sein.

**16.Oktober 2019** Gestern hat es endlich wieder geklappt und auch für heute sieht es gut aus. Der Knoten ist geplatzt. Zum Mittagessen habe ich für Nanny ☺ Lundi und ihre Kids zwei Pizzen gebacken. Für meine Tochter einen Dinkelvollkornlaib. Nachher am Abend mache ich noch einen Vorteig für Morgen. BTW heute war ja Tag des Brotes. Tolle Sachen bei Instagram gesehen. Viele Hobbybäcker zaubern wahre Kunstwerke aus ihren Backöfen. Respekt. Mir persönlich kommt es aber mehr auf den Geschmack an.

**17.Oktober 2019** Die Zeit rennt. Aber egal irgendwann ist halt deine Lebensuhr abgelaufen. Im Moment mache ich wieder alles das sie noch ein bisschen länger läuft. Gestern wieder 1A durchgehalten. Ich denke das ist der Start zu einer neuen Serie. Frühstück wie am Anfang des Jahres: Zwei Scheiben selbstgebackenes Dinkelvollkornbrot mit Ziegenrahm und Tomaten, die jetzt allerdings nicht mehr besonders gut schmecken. Vorher Spezialmüsli mit Himbeeren.

**18.Oktober 2019** Ich bin ein klein wenig stolz auf mich das ich es wieder geschafft habe in die Spur zu kommen. Ins Müsli mische ich seit heute noch einen Esslöffel geschroteten Leinsamen.

**19.Oktober 2019** Auf den Tag gestern schauen meine Zuckerwerte mit Freuden zurück. Sehr gut durchgekommen. Für heute bin ich auch guter Dinge. Gewichtsmäßig schlägt es jetzt noch nicht so durch, dafür fehlt mir die Bewegung. Sobald meine mittlere Zehe am rechten Fuß verheilt ist werde ich auch wieder meine Walks machen können. Mittagessen: Vier Hähnchenschlegel aus der Heißluft-Fritteuse dazu gemischter Blattsalat und als Nachtisch ein Plunderstückchen.

**20.Oktober 2019** Es läuft wieder einigermaßen und ich bin froh darüber. Jetzt vier Tage durchgehalten und jetzt macht es auch wieder Spaß mit hungrigen Magen ins Bett zu krabbeln. Sorge macht mir hingegen mein linker Digitus im rechten Fuß. Tut immer noch verdammt weh. Aber irgendwann wird es ausgeheilt sein und ich kann wieder schmerzfrei laufen. Frühstück heute: Spezialmüsli, zwei Spiegeleier, drei Scheiben von meinem selbstgebackenen Dinkelvollkornbrot, zwei Tomaten aus Etwashausen, die ich von Nina, der Besitzerin des Shabby Vintage Ladens, geschenkt bekommen habe und natürlich mein geliebter Ziegenrahm der nur 26% Fettanteil enthält.

**21.Oktober 2019** Nach fünf Tagen „sechszehn zu acht" fühle ich mich richtig wohl. Heute Morgen viele Bilder verschickt. Die Verschlagwortung ist schon viel Arbeit. Meiner Zehe geht es immer noch nicht so toll. Schade mit ein bisschen mehr Bewegung ginge es bestimmt schneller mit dem Abnehmen. Es ist jetzt 13 Uhr und ich habe schon wieder Hunger.

**22.Oktober 2019** Gestern habe ich noch eine Focaccia mit Dinkelvollkornmehl, Tomaten und Pistazien gebacken. Das war ein Fehler 😊 Es duftete so gut das ich noch die Hälfte der wohlschmeckenden Spezialität verputzt hatte. So wath. Ich kanns jetzt auch nicht mehr ändern. Der Heißhunger war stärker. Dafür habe ich heute auf das Frühstück verzichtet und verspüre jetzt um halb zehn doch starken Hunger. Zum Mittagessen gibt es aber nur gebratene Pilze mit Sojasoße und zwei Scheiben Dinkelvollkornbrot.

**24. Oktober 2019** Die Fahrt zum Bodensee mit meinen alten Buddy Pan machte richtig Spaß, obwohl wir gefühlt den ganzen Vormittag im Stau standen. In einer Tanke holten wir uns beim angeschlossenen Bäcker eine Butterbreze, die nach der Festigkeit zu urteilen aus dem vergangenen Jahrhundert stammte. 😊 Auf der Rückfahrt musste Pan unbedingt in einem Schnellrestaurant mit dem großen M irgendetwas essen. Es schmeckte wie Arsch und Friedrich, wenn ich das so salopp sagen darf. Aber egal ich habs ja überlebt. Heute Morgen dann gleich eine Focaccia gebacken, das war nötig. Im Moment geniest ein Teig für Dinkelvollkornbrot seine Ruhe. Das schöne Wetter am Bodensee sorgte gestern dafür meinen Vitamin D Speicher zu füllen. Heute ist es hingegen leider grau in grau.

**31.Oktober 2019** Halloween. Gruslig auch meine derzeitige Einstellung zur Nahrungsmitteleinnahme. Mehr möchte ich jetzt darüber nicht schreiben.

**1.November 2019** Allerheiligen. Bei neblig, regnerischen Wetter bin ich mit Lundi nach Bad Rodach gefahren. Zwei Stunden waren wir ununterbrochen im Wasser des Heilbades. Fast zu viel, aber es hat wieder einmal sehr gutgetan. Die Bratwurst danach war sehr gut hätte aber nicht sein müssen. Heute ist der dritte Tag mit

Internetausfall. 1 und 1 macht es sich schon einfach. Die lapidare Antwort auf die Nachfrage lautete. „Es kann bis zu 72 Stunden dauern!" Na Bravo.

**4.November 2019** Seit dem 31. Oktober jetzt ohne Netz. Ob die Internet-Abstinenz dran schuld ist das ich so viel gefressen habe. Keine Ahnung. Heute zum Frühstück jedenfalls nur mein Spezialmüsli gefuttert. Übers Wochenende Fußballspiele in Geesdorf, Buchbrunn, Gerchsheim und in der Siedlung fotografiert. Dazu ein Bayernliga Handballmatch in Bergtheim. In der Zeitung heute Morgen ist mir ein wirklich schlechtes Handballbild eines Kollegen aufgefallen, der anscheinend bei Handballspielen den Spielerinnen frontal ins Gesicht blitzt. Anders kann ich mir die roten Augen und die Überbelichtung bei dem Bild nicht erklären. Aber egal jede Zeitung muss selber entscheiden was für Ansprüche sie an ihre Bilder hat. Für mich gilt auf jeden Fall weiterhin „Never give up" beim Essen. Mein Caddy ist beim TÜV und im Gästeklo hat ein Nagetier den Rollogurt durchgebiebert. Um 4.30 Uhr am Sonntagmorgen knallte dann das Rollo runter und ich stand senkrecht im Bett.

**5.November 2019** Gerade habe ich im Morgenmagazin gesehen das man sein tägliches Glückgefühl oder den Umstand der einem Glück verschafft aufschreiben sollte. Anlass des Beitrags war die Veröffentlichung des nationalen Glücksatlas. Bei mir ist es so dass ich mich dazu aufraffen kann zum Frühstück nur mein Müsli zu Essen. Im Grunde habe ich gemerkt, dass ich mich sehr wohlfühle, wenn ich in irgendeiner Form meinen inneren Schweinehund besiegen kann. Sei es nun mit ausreichend Bewegung oder sparsamer Ernährung. Natürlich ist es auch schön, wenn man einen gewissen monetären Erfolg in irgendeiner Form zu verzeichnen hat. Wichtiger ist es mir aber irgendetwas upzucyceln und mit möglichst wenig Geldausgaben mein Leben zu bestreiten. Glücklich war ich zum Beispiel auch das mein 12 Jahre alter Caddy ohne Beanstandung durch den TÜV gekommen ist und ich nur 110.- Euro an die Werkstatt bezahlen musste die mein Auto gecheckt und vorgefahren hatte. Glück kann für mich aber auch bedeuten, wenn ich am Sonntag ein schön gekochtes Frühstücksei bekomme. Glücksgefühl ist wichtig, man kann es sich auch angewöhnen glücklich zu sein.

**7. November 2019** Ich muss heute feststellen das ich so nicht weiterkomme. Ich muss wieder konsequenter werden.

**20.November 2019** Nach der Rückkehr vom La Palma Urlaub bin ich wieder neu motiviert. Was auch bitter nötig ist. Gefahr erkannt, Gefahr gebannt. Gestern und vorgestern habe ich mich super gehalten und auch jeweils halbstündige Walks hinter mich gebracht. Gestern habe ich einen Sauerteig angesetzt um bei Lundis 60iger Party ein ordentliches Brot backen kann. Das wird wohl wieder eine diätische Herausforderung werden. Guten Silvaner hat Lundi jedenfalls in Sulzfeld bestellt. Ich werde mich erst nächsten Montag auf die Waage begeben.

**21.November 2019** Ich habe mich jetzt doch auf die Waage getraut und siehe da es waren „nur" 128 kg. Heute der vierte Tag mit 19 zu 5 und einem halbstündigen Walk. Es läuft wieder.

**22.November 2019** Auch mit dem gestrigen Tag bin ich zufrieden, auch wenn nicht alles so klappte wie ich es mir vorgestellt habe. Heute habe ich bereits ein Walnuss-Dinkelbaguette, zwei Zwiebelstangen und ein Baguette mit Kürbiskernen gebacken. Alles für Lundis Geburtstagsparty morgen, bei der ich mit Sicherheit auch ein paar Gläser Silvaner durch die Kehle laufen lasse.

**28. November 2019** Der Geburtstag ist vorbei und eigentlich habe ich gar nicht so viel gegessen und getrunken wie ich ursprünglich befürchtet hatte. Seit Montag bin wieder in der Spur. Nur das regnerische Wetter hindert mich im Moment daran größere Spaziergänge zu machen. Gerade kam im Radio das es in Dresden einen Juwelendiebstahl im Historischen Grünen Gewölbe gegeben hatte. 500 000 Euro Belohnung will die Polizei für Tipps bezahlen, die zur Aufklärung des Dresdner Juwelendiebstahls, zur Ergreifung der Täter oder zur Beute führen." Ganz schön viel Kohle. Heuer ist die erste Adventszeit wo ich nach 60 Jahren nichts mit

Lebkuchen am Hut haben werde. Schon als Sechsjähriger musste ich in der Lebkuchenzeit immer die Mandeln auf die Lebkuchen legen. In den letzten Jahren habe ich immer Marcus beim Aufstreichen geholfen. Heuer nun nix mehr, was mir natürlich ernährungstechnisch extrem entgegenkommt. Gestern wollte ich einen 1-2-3 Mürbteig, für meine Frau und ihren Tageskindern, machen. Er ist mir misslungen, weiß selber nicht walum, wie der kleine Leopold immer sagt. Wahrscheinlich war das Fett vom Lidl nix gscheits. An irgendetwas muss es ja gelegen haben. 3,50 Materialwert ab in die Tonne. Das war das letzte Mal das ich mich als Zuckerarsch, wie man als Bäcker zu den Konditorkollegen sagt, versucht habe. Schluss aus Niente. Ich werde mich jetzt wieder voll und ganz auf das Einhalten des 16 zu 8 Modus konzentrieren. Viel Laufen, weniger fotografieren und vllt. Nochmal in die Sonne fliegen. Die Fußballsaison geht nur noch bis zum 8. Dezember, dann ist Winterpause.

**1.Dezember 2019** Im letzten Jahr war ich da noch kläglich gescheitert. Dagegen sieht es heuer gut aus. Dienstag bis einschließlich Samstag hat alles so geklappt wie ich es mir vorgenommen hatte. Ich habe mir geschworen bis Weihnachten so gut wie nichts Süßes und wenig bis keinen Alkohol. Heute ist Sonntag, wenn es klappt noch drei Fußballspiele bei durchdringender Kälte. Heute Morgen waren die Dächer erstmals in diesen Winter wieder weiß.

**2. Dezember 2019** Gestern war dann doch der erwartete stressige Tag. Jetzt geht es erst einmal in die Winterpause. Mit dem Kurzzeitfasten klappt es wieder. Folgenden Text habe ich heute auf meinem Blog (Kitziblog.de) gepostet: „Brot backen hat das Steakbraten abgelöst. Irgendwo habe ich diesen Satz gelesen und Irgendwie kann ich mich mit den Backmittelbroten die es zumeist im Handel gibt nicht mehr anfreunden. Ich bin irgendwie allergisch dagegen. Aus der großen Anzahl der angebotenen Brote das Richtige für mich auszusuchen ist mir zu mühsam. Es gibt mit Sicherheit Brote im Handel die ohne Backmittel hergestellt werden, aber Dank der seltsamen Deklarationsvorschriften in Deutschland ist es schwer vertrauensvolle Anbieter zu finden. Darum habe ich mich entschlossen wieder selber Brot zu Hause bei mir in der Küche zu backen. „Ich wess halt was dann drin is!" Um Brot zuhause selbst herstellen zu können, gibt es unterschiedliche Möglichkeiten. Die Grundzutaten zur Herstellung sind fast immer die gleichen. Man benötigt Mehl, Salz, und lauwarmes Wasser. Wenn es schneller „gehen" soll dann kommt die Presshefe zum Einsatz. Zum Verfeinern der Brote kann man Gewürze, Nüsse, Kerne oder zum Beispiel auch geröstete Zwiebeln unter den Teig heben. Meine Lieblingszutaten sind z.B. geröstete Pistazien, Schabziegerklee, Kardamom oder das neue Trendgewürz Kurkuma. Zum lockern des Teiges nehme ich, weil ich ein ungeduldiger Typ bin, meistens Hefe. Ich habe aber auch schon mit Sauerteig gelockerte Brote gebacken. Vor 52 Jahren bin deswegen in die Berufsschule gegangen um das zu lernen. Allora, zuerst mache ich einen Vorteig mit der Hälfte des benötigten Mehles, nach Möglichkeit frisch gemahlen mit dem gesamten Wasser und ein paar Krümel Hefe oder wenn Vorhanden einem Batzen alten Teiges. Den Vorteig, früher sagte man dazu „Angriff" lasse ich eine Tatortlänge stehen. Dann das restliche Mehl dazu und in einer passend großen Schüssel den Teig kneten. Ich mache das immer mit der Hand. Meine Mehlarten sind Dinkelvollkornmehl und sehr feiner Roggenschrot. Zu 90% mache ich meine Teige aus reinem Dinkelvollkornmehl. Man kann aus allem eine Wissenschaft machen, es geht aber auch meistens einfacher. Also der Teig ist jetzt fertig geknetet. Ich forme jetzt das Brot in eine etwas längliche Stollenform, mehle die Plastikschüssel mit Dinkelvollkornmehl aus gebe den Stollen hinein, Blobdeckel drauf und ab in den Kühlschrank. Händewaschen, Zähne putzen ab ins Bett. Im besten Fall vom Brot backen träumen wie der Teig im Ofen aufgeht. Am nächsten Morgen dann schalte ich den Elektroofen auf 200 Grad Umluft, Wasser auf ein Backblech, das eigentlich immer im Backofen hängt. Schüssel aus dem Kühlschrank, Brot auf ein Gitterblech, das mit Backpapier belegt ist, stürzen und ab in den vorgeheizten Ofen. Bald duftet es im ganzen Haus nach frischem Brot und es ist Zeit den Ofen auf 160 Grad zurückzustellen. Eigentlich ist

Deutschland ein Land der Brotfresser und auch die Low Carb Bewegung kann daran nichts ändern. Jedenfalls nicht bei mir. Mittlerweile backe ich jeden zweiten Tag ein frisches Brot ganz nach dem Motto: Genießen mit Laib und Seele. Ich brauche nicht viel dazu. Mir reicht temperierter Käse, oft Ziegenrahm mit Tomatenmark gemischt, irgendwas Gesundes, ab und zu einen guten Silvaner aber mit Sicherheit kein Fleisch. Beim Käse aufpassen das man keine Analogware erwischt."

**3. Dezember 2019** Es läuft wieder gut. Frühstücksmüsli zum Mittagessen Champions gedünstet mit dem arabischen Gewürz Baharat, das zum größten Teil aus Paprika, Pfeffer, Kreuzkümmel, Nelken, Piment, Schwarzkümmel, Salz, Koriander, Muskat, Zimt, Knoblauch, Kardamom besteht, verfeinert. Dazu zwei Scheiben Dinkelvollkornbrot mit viel Kurkuma, dadurch eine schöne gelbe Krume. Danach Bilder hochgeladen und in der Klinge einen strammen Marsch gemacht. Bin zufrieden.

**4. Dezember 2019** Herrliches Wetter heute. Kalt aber Sonnenschein. Sonnenschein gab es heute auch auf der Waage für mich. 126 kg ist top nach den ganzen Geschehnissen im letzten halben Jahr. Heute zum Mittagessen gönnte ich mir eine Holunder Bionade, etwas Schinken, zwei Tomaten und ein paar Speckfeigen. In der Nacht bekam ich wahnsinnigen Hunger, ich bin aufgestanden und habe das Brot gebacken das ich gestern

Abend vorbereitet hatte. Es ist nicht einfach, aber das habe ich auch nicht angenommen. Aber ich habe jetzt wieder richtig Bock auf 16 zu 8.

**6.Dezember 2019** Nikolaus. Ich hatte Kuchenlaibchen gebacken und von Lundi zum Nikolaus Kompressionsstrümpfe bekommen. Mit dem 16 zu 8 klappt wieder gut.

**9.Dezember 2019** Ich bin ganz gut über das zweite Adventswochenende gekommen. Es hätte schlimmer kommen können.

**10. Dezember 2019** Sehr schöner Dezember Tag. Im Wetterbricht kommt ein Bericht über den viel zu warmen Nordpol und den leidenden Eisbären. Ich frage mich wie lange es diese Spezies noch geben wird. Wenn ich an so was denke dann kommen mir meine Gewichtsprobleme als ziemlich klein vor. Trotzdem versuche ich weiterhin das Beste daraus zu machen um es zu schaffen. Gedanken an schwitzende Eisbären bringen mich da nicht weiter.

**11.Dezember 2019** Wahnsinnig schöner Sonnenaufgang heute Morgen, der aber nicht hielt was er versprach. Gewicht hat sich auf 125 kg stabilisiert. Sch…e nur das der Backofen seinen Geist aufgegeben hat. Erstmal nix mehr mit Brotbacken.

**12. Dezember 2019** Gestern ganz gut durch den Tag gekommen. Was fehlt ist die Bewegung und ein neuer

Backofen. Der Alte hat gestern seinen Geist aufgegeben. Die Nacht war auch super ich konnte gut schlafen was wohl auch am langweiligen Fernsehprogramm gelegen hat.

**13. Dezember 2019** Heute Nacht ist wieder ein bisschen Schnee gefallen. Schon gibt es die ersten Unfälle. Elenore eine Facebook Freundin aus Florida hat mir geschrieben was ich heute so mache. Irgendwie vergisst sie immer den Zeitunterschied. Egal ich habe ihr in meinem holprigen Englisch dann geantwortet: „My day today: sweeping the snow, shopping, going to a cafe, eating a snack there, meeting friends and going to the Christmas market in the evening."
Gestern lief es ganz gut bis ich am Abend dann eine Flasche Sekt geköpft habe und diese auch geleert habe. Mir war einfach danach. Ich habe einfach den Aufheller gebraucht. Ich hasse den Winter, seine Dunkelheit und seine Kälte. Im Radio kommt folgende Nachricht: „Der Wahlerfolg der Konservativen beflügelt die britische Währung. Mit einem Plus von 2,1 Prozent steuert das Pfund Sterling auf den größten Tagesgewinn seit elf Jahren zu. Zeitweise stieg es sogar auf ein Eineinhalb-Jahres-Hoch von 1,3514 Dollar. Zur Gemeinschaftswährung markierte das Pfund mit 1,2079 Euro den höchsten Stand seit dreieinhalb Jahren - 2016 fand auch das Brexit-Referendum statt."

**14.Dezember 2019** Auf dem Weihnachtsmarkt in Kitzingen war es sehr schön. Vor allem die Lichterfee war der auffallende Akzent. Essenstechnisch wars aber nicht so gut. Langsam muss ich ernst machen. (Wieder mal). Wie beschrieben Never give up.

**15. Dezember 2019** Nachdem der gestrige Tag nicht so verlaufen ist wie ich es mir vorgestellt hatte, habe ich heute nur mein Frühstücksmüsli und zum Mittagessen Rolllladen mit viel Blaukraut gegessen. Danach einen strammen Marsch im Regen.

**16. Dezember 2019** Gestern super gehalten und heute Morgen schon einen Morgenwalk hingelegt. Eigentlich wollte ich nur ein paar Gelbe Säcke beim Landratsamt holen, weil die angekündigte Auslieferung ausblieb. Aber auch auf dem Landratsamt waren keine mehr vorhanden. Zum Glück dann die nette Buchhändlerin aus dem Markt getroffen die mit zwei Rollen dann ausgeholfen hat. Termin beim Doc habe ich mir heute für den 14. Januar geholt. Am 16. Januar dann Besprechung. Denke das ich in der verbleibenden Zeit noch etwas gut machen kann sodass mein Zuckerwert weiter sinkt. Gewicht mache ich morgen.

**17. Dezember 2019** Nur noch 13 Tage und dann ist das Zehner Jahrzehnt vorbei und es geht in die Twenties. Für mich ging es heute recht erfolgreich voran. Erst ein Nüchternmarsch und später bei herrlichem Sonnenschein und 14 Grad nochmal eine Stunde Spaziergang in Mainsondheim am Main. Die Angler dort versuchten vergeblich den Weihnachtskarpfen aus dem Main zu ziehen. Aufgescheuchte Kormorane zogen ihre Bahnen durch den Himmel und Biber haben bei einem Teilstück des Maines ganze Arbeit geleistet. Mir knurrt jetzt schon der Magen. Was wird das heute Nacht geben. Egal da muss ich jetzt durch. D-Day zur Blutabnahme ist der 14. Januar 2020. Später werde ich mal, nach dem Duschen auf die Waage hüpfen.

**18.Dezember 2019** Heute Start der neuen Star Wars Folge. Für mich nicht so interessant. Ich bin immer noch großer Fan der ersten drei Folgen die vor gut 40 Jahren in den Kinos liefen. Egal. Heute war ein regnerischer Tag ich bin trotzdem ein Stück gelaufen. In meinem Blog habe ich geschrieben: *"Bei trüben Wetter nehme ich nur mein Smartphone mit. Die DSLRs sind mir eh zu schwer. Aufgefallen ist mir eine Fluss Kreuzfahrtschiff aus den Niederlanden das am Mainkai angelegt hatte. Auf dem Platz davor drei Reisebusse mit polnischer Zulassung bereit zur Abfahrt. Auf die Frage, an eine gerade einsteigende Reiseleiterin, wo es denn hingeht bekam ich die knappe Antwort: „Ausflug nach Rothenburg ob der Tauber!" Wenig später legte das Kreuzfahrtschiff wieder ab."*

Essensmäßig war ich in den letzten drei Tagen sehr gut dabei.

**19.Dezember 2019** Auch mit dem heutigen Tag kann ich sehr zufrieden sein. Zum Frühstück nur Spezialmüsli, Kaffee und zwei Scheiben von meinem selbstgebackenen Dinkelbrot, in dem ich bei diesen Schuss, etwas Paprika in den Teig geknetet hatte. Als Belag habe ich mir den leckeren Ziegenrahm mit Tomatenmark verrührt und zwar zu gleichen Teilen. Wetter war wieder sehr gut. Bin am Morgen ein wenig gelaufen und dann um 14 Uhr noch einmal. Wetter war sehr sonnig, gut für den Vitamin D Haushalt. Spruch des Tages: „Wer langsam denkt, der denkt intensiver."

**20.Dezember 2019** Heute einen schönen Spaziergang mit einer netten Bekannten gemacht. Danach eine Pizza gebacken. Später telefonierte ich mit meinem alten Freund Willi, der vor einer Woche seinen 80. Geburtstag feierte. Was haben wir uns für Schlachten auf dem Rennrad geliefert. Die Zeit ist nicht stehengeblieben. Durch die Firma und meine Krankheiten habe ich viel versäumt. Was solls. Ich lebe noch und das ist das wichtigste. Willi erzählte das er unerwarteten Besuch bekommen hatte. Artur und Johnny, zwei Männer, im gestandenen Alter die ich ebenfalls gut kannte hatten ihn besucht. Für mich ist es egal ob mich jemand besucht den ich von früher gut kannte. Die Zeit kann man nicht mehr zurückdrehen. Was zählt ist das jetzt und jetzt versuche ich seit einem Jahr mein Gewicht wieder unter Kontrolle zu bringen. Es klappt einmal mehr und einmal weniger. Ich bin zufrieden, ich habe wenigstens schonmal angefangen und die 14 Kilo die runter sind halte ich ja jetzt auch schon eine ganze Weile. Ich wünsche mir das ich selber im nächsten Sommer wieder ein bisschen Rad fahren kann. Ich hoffe ich bleibe gesund.

**22.Dezember 2019** Zwei Tage vor Weihnachten bin ich eigentlich sehr zufrieden mit dem was ich mir an Nahrung einverleibt habe. Mit meinem Bloggerkollegen und Freund Ralf gestern einen längeren Spaziergang durch Randersacker gemacht. Dabei auch in der Kaffeerösterei Roestfreunde eine Tasse Kaffee getrunken die ganz wunderbar geschmeckt hatte. Filterkaffee so wie ich ihn liebe. Es war ein schöner Vormittag. Den Rest des Tages habe ich leider wieder damit verbracht um am PC unendlich lange Bilder irgendwo hochzuladen.

**23. Dezember 2019** Einen Tag vor dem Heiligen Abend, an einem Montag, war das Wetter durchwachsen wie im April. Irgendwie zu warm. Essensmäßig wieder top. Ich nähere mich den 124 kg. Que será. Lundi hat sich eine neue Brille gegönnt nach dem Optiker Besuch sind wir eine gute halbe Stunde spazieren gelaufen. Freue mich auf Morgen.

**24. Dezember 2019** Schön ausgeschlafen, tolles Frühstück mit Spezialmüsli, selbstgebackenen Leinsamenbrot und ebenfalls selbstgebackenen Dinkelvollkornbrot mit Kräutern. Dann mit Lundi zwei Apfelkuchen gebacken, ebenfalls mit Dinkelvollkornmehl. Spaziergang, duschen, wiegen. 124 kg glatt. Bis zu meinem Projekt Holmium im März möchte ich auf 110kg sein.

**25.Dezember 2019** Das Jahr neigt sich dem Ende entgegen. Heute am ersten Weihnachtsfeiertag habe ich im strömenden Regen meinen üblichen Tageswalk gemacht. Es waren nur Hundebesitzer und Flaschensammler unterwegs. Auf dem verregneten Main ein einsames Frachtschiff. Auch über die Feiertage versuche ich wenig zu essen. Irgendwie ist Weihnachten eh total verkommen. Selbstdarsteller mit Christbaum in den (a)sozialen Medien, Kaufrausch in den Wochen zuvor und komische x-mas Clips in WhatsApp. Ich habe eine kleine Knetmaschine bekommen. Okay das Teil kann ich gebrauchen um mir weiterhin leckere, gesunde Vollkornbrote ohne irgendwelche Zusätze zu backen. Zum Mittagessen gabs was Asiatisches mit Miso Nudeln, Erdnuss Paste, Cashewkernen, Putenfleisch und einem besonders scharfen Gewürz aus Red Savina Habanero Chili. Scharf und Lecker. Man muss nur auf die Schleimhäute aufpassen.

**26.Dezember 2019** Jetzt nur nicht leichtsinnig werden, weil es gerade so gut läuft. 124kg glatt. Ich bin zufrieden und das an Weihnachten wo man sich doch sonst die Wampe vollhaut.

**29.Dezember 2019** Ich denke ich habe mich über die Feiertage gut gehalten. Marschiert bin ich ziemlich viel. Gestern mit Lundi in der Fränkischen Schweiz fast zwei Stunden. Schön wars im Tierpark Hundshaupten mit Wolfs- und Luchsgehege. Der Sauerbraten in

Kirchehrenbach hat dann gut geschmeckt. Klasse Kneipe dort. Kann ich nur empfehlen. Dazu ein Seidla und die Welt war in Ordnung. Am Tag vorher waren wir in Bad Kissingen und haben den größten Weihnachtsbaum der je aus Bierkästen gestapelt wurde bewundert. 19 Meter hoch und über 4500 leere Bierkästen wurden verbaut. Heute habe ich mal Eierringe gebacken. Folgender Blogeintrag kam dabei raus: „Buttereierringe. Alte Silvestertradition. Nachdem die Bäckerei Insolvenz angemeldet hat habe ich mir, weil ich sie selber auch gerne esse, die Mühe gemacht das Rezept auf Hausfrau/man runterzurechnen. Also man braucht: 500g Weizenmehl, ich habe jetzt 405 vom Lidl genommen. Ein 550iger tuts auch. Da ich kein Malzmehl im Hause hatte. Habe ich 150g Bier und 150g Wasser zum Schütten genommen. 12g Salz, 60g Butterschmalz und 30g Hefe. Darauf achten das der Teig kalt bleibt. dann mit einem halben Pfund Butter tournieren. Ich habe eine einfache und eine doppelte Tour genommen. Teig in den Kühlschrank für eine halbe Stunde. Dann Stränge abwiegen zwischen 80 und 100g einheitlich, wegen dem gleichmäßigen backen dann. Die Stränge zu einer Wurst rollen, dann mit einem runden Holz oder Plastikstange, was man halt zur Hand hat, eine Mulde in die Teigrolle drücken. Mit einem Messer die Zacken einschneiden und dann zusammenlegen. Es gibt die Geschichte das ein Eierringe zwölf Zacken haben soll. Alles Quatsch. Kein Mensch weiß wie diese Geschichte erfunden wurde. Ob die zwölf Monate eines Jahres gemeint waren, oder die zwölf Apostel oder die zwölf heiligen Nächte. Ich habe sogar einmal gehört das ein Bäckermeister zwölf Kinder hatte und er für jedes Kind einen Zacken gemacht hatte. Naja Gschichtli halt. Einen guten Beschluss und ein gesundes 2020." Morgen wollen wir mal wieder ins Thermalbad nach Bad Rodach fahren. Und dann kommt ja auch schon Silvester.

**31.Dezember 2019** Bad Rodach gestern war herrlich. Heute Morgen dann kleine Tour nach Rothenburg ob der Tauber. Teurer Diesel und viele Chinesen. Man hat das Gefühl, wenn man durch die mittelalterlichen Gassen streift, dass die Altstadt nur noch aus Schneeballen-Bäckereien und Filialen eines bekannten Weihnachtsdeko Business besteht. Das erste Mal das ich das Plönlein ohne Menschen fotografieren konnte. Das Jahr ist vorbei ich bin einigermaßen gesund. Auf zu neuen Herausforderungen. Never give up.

**1. Januar 2020** Schönen langen Morgenspaziergang gemacht. Es war kalt und voller Nebel. Im ehemaligen Gartenschaugelände mussten sie einen Baum fällen. Anscheinend hat irgendein Schlaumeier einen Böller in das Astloch gesteckt. Wer weiß.

**3. Januar 2020** Das Walken geht immer besser und auch beim Essen sieht es gut aus. Leider schlägt es sich bis jetzt nicht auf das Gewicht durch. Aber ich bin guter Dinge.

**4.Januar 2020** Bin wieder gut dabei. Habe gestern noch ein leckeres Vollkornbrot gebacken. Nur das Gewicht will nicht runter gehen. Garik hat mir geschrieben, ich hole ihn an Dreikönig in Frankfurt Airport ab.

**5.Januar 2020** Die Nachrichten berichten von einem furchtbaren Unfall in Südtirol. Ein vermutlich angetrunkener 22-jähriger Autofahrer rast in eine Urlaubergruppe. Sechs Menschen sterben. Kein guter Start ins neue Jahr für die Angehörigen. Auch im Irak wird gestorben. Trump lässt den Iranischen General Qasem Soleimani liquideren. Mein Gewicht geht nach unten 123 kg es lohnt sich zu kämpfen.

**6. Januar 2020** Dreikönig ohne Könige. Sie sind heute nicht gekommen. War ein nebeliger Morgen. Ich wollte Garik in Frankfurt am Airport abholen, doch in Höhe der Auffahrt zur A7 kehrte ich wieder um. Ich konnte einfach nichts sehen. Am Nachmittag dann herrlicher Sonnenschein. Ich bin gleich zweimal losgezogen, es war einfach zu schön. Zwischendurch Garik vom Bahnhof in Würzburg abgeholt. Er hat mir meine armenisches Lieblingsbrot mitgebracht. Matnakash, freue mich schon auf morgen früh, wenn ich etwas davon esse. Biggest Looser hat wieder im Fernsehen zu sehen. Ich bin froh das ich fast ein Jahr lang mein Gewicht einigermaßen gehalten habe. Liebe Leser es ist nicht leicht mit dem abnehmen. Einfach dranbleiben, aufgeben ist keine Lösung.

**7.Januar 2020** Regnerischer Morgen aber nicht sonderlich kalt. Flotten Marsch vom Bleichwasen zur Apollo Filiale. Neue Brille bestellt wieder zurück und noch eine Schleife gedreht. Beim angebrannten Baum kurze Pause gemacht und mit dem Herrn vom Stadtbauamt gequatscht. Wahrscheinlich muss der Baum komplett gefällt werden. Zum Mittagessen gab es Nudeln mir Schimmelkäse. Kondition wird immer besser.

**8. Januar 2020** Frühstück war schon mal gut. Freue mich auf Fleischküchli und Salat zum Mittagessen.

**9.Januar 2020** Mittlerweile fühle ich mich richtig fit. Das marschieren macht Spaß. Wenn ich irgendwann in meinem Leben noch unter hundert Kilo komme dann fange ich wieder mit dem Laufen an. Die einzige Sorge die ich habe ist mein linkes Knie das mir zurzeit sehr schmerzt. Zum Mittagessen heute: Fleisch gebraten und Rote Beete Salat. Dazu ein Glas Cola ohne Zucker. Frühstück gabs meine Spezialmüsli und zwei Scheiben von meinem Dinkelvollkornbrot mit Käse.

**12.Januar 2020** Gibt's ja nicht drei Tage kein Eintrag. Was solls Ich bin viel gelaufen. Gesundheitlich fühle ich mich ziemlich fit und ausgeglichen. Den Grund meiner Knieschmerzen habe ich jetzt auch ermitteln können. Wahrscheinlich waren es die Stiefel die ich geschenkt bekommen hatte. Denke das sie für meine Füße falsch eingelaufen sind. Egal. Ich habe sie entsorgt und war bei der Fußpflege. Alles wieder gut. Essenstechnisch ist alles im Lot 18 zu 6 läuft. Gestern hatte ich einen 10 km langen Marsch gemacht. Danach Hallenturner U7 Sickergrund, dann Norit-Cup Maintalhalle Dettelbach und Landesliga Handball in Marktsteft.

**13.Januar 2020** Morgen ist D-Day. Blutabnahme beim Doc. Mal schauen wieviel Zucker ich noch im Blut habe. Irgendwie bin ich aufgeregt.

Gestern voller Respekt Biggest Loser angeschaut. Da hat doch tatsächlich ein Mitstreiter in einer Woche über 20 Kilo abgenommen. Wahnsinn. Anstatt 202 kg bringt er jetzt nur noch 181 kg 😊 auf die Waage. Vielleicht versuche ich es einmal mit Almased. Gewichtsmäßig komme ich im Moment nicht weiter. Dafür wieder zwei leckere Brote gebacken.

**16. Januar 2020** Blut wurde gezapft. Heute erfahre ich die Ergebnisse. Ich bin schon etwas aufgeregt. Das mit Almased mache ich jetzt doch nicht. Ehrlich gesagt ist es mir zu eintönig. Gestern Abend war mir schwindlig und ich musste noch was Essen. Manchmal kommen Zweifel ob ich es noch schaffe. Kalorienfreie Baiser habe ich gebacken. Naja nicht ganz Kalorienfrei aber Eiweiß und Stevia mehr habe ich nicht dazu gebraucht haben nicht viel Brennwert. Wetter war in den letzten Tagen für Januar viel zu mild. Gestern habe ich mir ums Haar fast eine Erkältung eingefangen. Ich war leichtsinnig nur mit dem Pullover am Main beim Fotowalk. Mal schauen wie es weitergeht. Termin beim Doc wurde verschoben. Die Damen von der Anmeldung haben nicht aufgepasst. Jetzt morgen um 15 Uhr. Die Spannung steigt.

**17.Januar 2020** Heute morgen, nachdem die Waage endlich auf 123kg gesprungen ist, den ersten Nüchtern Marsch um den Block gemacht. Klare Luft, beleuchtete Häuser und bellende Hunde waren die Begleiter. Ich habe mich sehr wohl dabei gefühlt und werde das wohl die nächste Zeit öfters machen. Nicht jeden Tag aber wie gesagt öfters. Die milde Luft scheint sich, Richtung Osten zu verziehen, auf den Dächern macht sich der Frost breit.

**18. Januar 2020** Eigentlich war ich gestern doch etwas enttäuscht über die Blutwerte beim Doc. Was mich jetzt aber nicht davon abhält mit dem eingeschlagenen Weg fortzufahren. Vor allem auch weil die Waage jetzt doch wieder um ein Kilo nach unten gerutscht ist. Mit Lundi bin ich heute mit der Mainfrankenbahn nach Nürnberg gefahren. Hier die Stichworte: Kleine Verspätung, singende Hara Krishna Jünger, drei im Weckla, Albrecht Dürer, E-Roller in allen Ecken, wütende Bauern, Nürnberger Lebkuchen, viele Kirchen, Fotos mit dem Smartphone, Selfies mit Lundi, Schöne Erker, geschlossene Bäckereien, trauernde Iraner, küssende Eisbären, Ludwig Erhard, fotografierende Kollegen, Grünkohl, Hundertwasser Wolle, schönes Wetter.

**19. Januar 2020** Heute ausgedehnten Morgenspaziergang nach dem Frühstück. Sauerteig angesetzt. Später werde ich da wieder zwei Brote backen.

Viel wichtiger aber ist die Kontinuität mein Ziel zu erreichen. Früher neigte ich dazu etwas zu schnell wieder aufzugeben und liegen zu lassen. Es war oft der Fall, das ich kurz vor dem Ziel aufgegeben habe, weil ich es nicht gelernt habe etwas zu Ende zu bringen und an etwas kontinuierlich dranzubleiben. Was ich seit einem Jahr aber immer mehr in den Griff bekomme. Mein Entschluss steht fest und ich denke die nötige Ausdauer dazu bringe ich auch auf.

**21.Januar 2020** Schönen Morgenspaziergang zum Optiker auf dem Marktplatz gemacht. Soweit läuft alles. Ich bin guter Dinge. Neue Brille gefällt mir gut.

**23.Januar 2020** Gestern nicht viel für die Fitness getan. Essen normal sparsam. Am Abend dann für die Main-Post Bilder bei Wahlforum zur Oberbürgermeisterwahl gemacht.

**25.Januar 2020** Tollen Morgenwalk hingelegt. Essen hätte besser laufen können. Aber viel zu viel war es jetzt auch nicht.

**26. Januar 2020** Die Waage steht bei 122kg. Lohn der Arbeit. Ich habe wieder Brot gebacken. Irgendwie habe ich das Gefühl das ich seit dem Zeitpunkt an dem ich aufgehört habe Industriebrot zu essen wieder zu meiner alten Gesundheit zurückkomme. Der Morgenspaziergang tat mir gut. Eine Stunde war ich unterwegs.

**27. Januar 2020** Mir geht es gut und ich nehme langsam, aber kontinuierlich an Gewicht ab. Ich mache das aus gesundheitlichen Gründen, wie schon so oft in diesem Tagebuch beschrieben. Gestern habe ich mir die Fernsehsendung "No Body is perfect" angeschaut. Im Grunde finde ich es gut was die da machen. Ich würde den Mut nicht aufbringen, mich mit meinem Gewicht nackt im Fernsehen zu präsentieren.

**29. Januar 2020** Im Moment läuft es mit dem abnehmen gut. Ich bin voll zufrieden. Ich kann es nur jeden empfehlen nicht zu resignieren, wenn es einmal nicht klappt. Die Walkingstrecken habe ich gegenüber vor einem Jahr verdoppelt. Alte Weisheit was man durch Bewegung verbrennt, braucht man schon nicht runter zu hungern. Wetter war heute wie im April. Bin aber trotzdem 40 Minuten marschiert.

# Es beginnt die Zeit der Corona Pandemie

**30. Januar 2020** In Wuhan sterben immer mehr Leute an dem neuartigen Coronavirus und ich mache mir Gedanken um mein Gewicht. Gerade ein altes Bild von mir gefunden das mich 1983 mit 77kg zeigt. Ein Gewicht das ich wahrscheinlich nie mehr in meinem Leben erreichen werde. Aber deshalb geht für mich die Welt jetzt auch nicht unter. Ich fühle mich relativ fit. Zum Frühstück wieder mein Spezialmüsli gegessen. Dazu selbstgebackenes Dinkelbrot ohne jegliche künstlichen Zusätze. Ein Glas frisch gepresster Mandarinensaft rundete das Frühstück dann ab.

**02022020** Geiles Datum. Wenn man im internationalen ISO 8601-Format JJJJMMTT schreibt, ist 2020-02-02 das erste palindromische Datum seit dem 02.11.2011. Es ist auch ein symmetrisches Datum, wenn man es im amerikanischen Format MMDDYYYY 02022020 schreibt. Schon irgendwie cool. Cool ist auch mein Gewicht das ich trotz einem Wochenende Bocksbeutel halten konnte.

**03.Februar 2020** Heute nur ein Selfie. Übers Wochenende hatte ich viel zu tun. Vier Fußballspiele, einmal Handball, ein Shooting und einen Fotokurs. Lundi entschädigte aber mit einem vorzüglichen Curry und einem kalorienarmen Kuchen ohne Zucker. Sehr lecker. Rezept weiter hinten. Ich weiß nicht ob man sich Sorgen wegen Corona machen muss oder doch über die zu erwartende Schwammspinner Invasion. Ekelig diese Viecher.

**05. Februar 2020** Nicht nur in die Asche schauen, sondern auch Feuer machen. So muss die Devise für die weitere Zukunft lauten. Gestern hatte ich einen leichten Fön, es regnete den ganzen Tag. Das sind dann immer die blöden Situationen wo ich dann immer leicht in Versuchung komme um zu viel zu fressen. Der Ingwertee am Abend tat mir richtig gut.

**6.Februar 2020** Gestern einen schönen Spaziergang gemacht. Es hat endlich aufgehört zu Regnen. Heute Morgen habe ich beim Frühstück, im Promiteil der Main-Post, gelesen das Armin *„hast du da Lauch reingemacht"* Rohde auch 16:8 praktiziert. Er habe in einem halben Jahr 10 kg abgenommen. Das ist schon ambitioniert so viele Fettzellen in der relativ kurzen Zeit zu destruieren. Ich stehe jetzt bei 122 und das nach Höhen und Tiefen seit einem Jahr. In der Summe 17 kg. Könnte mehr sein aber wichtig ist halt auch dass man das erreichte hält und dem Jojo Effekt den Mittelfinger zeigt.

**7.Februar 2020** Bei starken Nebel nach Veitshöchheim gefahren. Mit Heiko im Rokokogarten ein paar Bilder von einem Graureiher gemacht. Danach Kaffee und Quatschen bei ihm. Sprit ist billig. Gestern für 1,16.9 getankt. Wie lange noch? Die FDP hat sich bei der zum Thüringer Landtag selber ins Knie geschossen. Der Moment, als Susanne Hennig-Wellsow, die

Fraktionsvorsitzende der Linkspartei, dem, mit den Stimmen der AfD, gewählten Ministerpräsidenten Thomas Kemmerich einen Blumenstrauß vor die Füße warf, ging durch alle Kanäle. Eine erbärmliche Szene. Politik halt. Ich habe gestern Brötchen fast nur aus Kleie gebacken, mit Backpulver gelockert. Zuviel Salz Inside, aber nur ganze 79 Kalorien. Mal schauen wie es weitergeht.

**10. Februar 2020** Sturmtief „Sabine" ist über Deutschland gezogen. Es gab Hochwasser und umgestürzte Bäume. Lundi hat die Nacht nicht geschlafen. Nach drei fotografierten Fußballspielen im Kitzinger Sickergrund und einen bewegenten Tatort war ich müde und habe durchgeschlafen und vom Sturm nicht viel mitbekommen. Zum Mittagessen hatte Lundi wieder einmal ein tolles Essen gezaubert. Auch unsere Gäste Garik und Camo, ein Freund aus Yerewan, waren begeistert von Putenschlegel, Blaukraut und Herzoginnenkartoffeln. In China sterben immer noch Leute am Corona Virus. Die letzte Aktualisierung auf Tageschau.de ergab: „Das Coronavirus breitet sich weiter aus. Nach Angaben der Regierung stieg die Zahl der Todesfälle in China auf mehr als 900. Infiziert sind demnach mehr als 40.000 Menschen. WHO-Experten brachen unterdessen nach China auf." Beim Durchblättern der Mainpostille am Frühstückstisch, kommt mir folgender Gedanke in den Sinn, dass ich vermutlich in wenigen Jahren folgenden Satz in irgendeinem (a)sozialen Netzwerk posten könnte. „Auch wegen der schlechten Qualität der abgebildeten Fotos konnte der deutliche Abonnentenrückgang nicht mehr aufgehalten werden." Übrigens heute Morgen Aktuell 121 kg ich bin zufrieden. Anderes als einige Teilnehmer der Abspeckshow „Biggist Loser" die frustriert ihre Koffer packen mussten. Da zeigt sich das es mit Gewalt nur in den seltensten Ausnahmen geht.

**11.Februar 2020** Gestern mit Camo einen kleinen Ausflug nach Sulzfeld und Marktbreit gemacht. Bill besucht. Kaffee getrunken. Es stürmt immer noch.

**12.Februar 2020** Der Zeiger auf der Waage nähert sich der 120iger Marke. Ich bin happy. Heute sagte eine Frau zu mir das ich im Gesicht sehr schmal geworden sei. ☺

**15.Februar 2020** „Wie funktioniert Intervallfasten?" Die Headline heute Morgen auf der Gesundheitsseite der Wochenendausgabe einer Tageszeitung. Das Beste war das Bild. Im Ernst! Für mich war das, was da im Bericht steht schon seit langem klar. Nur die medizinischen Fachausdrücke sind mir nicht so geläufig. 16 zu 8 hat mir eine neue Lebensqualität beschert und jeder der den Mut hat dies auch zu probieren sollte es tun. Leicht ist es nicht, wie das Jahr 2019 mir zeigte. Professor Andreas Geier von der Uniklinik Würzburg sagt im Interview von:"…interessant ist das die Abbruchrate bei alternierenden Fasten größer ist als bei herkömmlicher

Diät, es scheint also schwieriger zu sein, durchzuhalten." Recht hat er.

**16.Februar 2020** Tutto Bene beim Gewicht. Es geht langsam das muss jedem klar sein der sich auf 16 zu 8 einlässt. Ich freu mich über jedes Gramm weniger. Heute ist der Geburtstag von meiner Enkeltochter, als sie vor 12 Jahren geboren wurde saß ich im Flieger Richtung Montego Bay. Wie schnell die Zeit vergeht. Das neuartige Coronavirus Covid-19 hat mittlerweile über 1500 Todesopfer gefordert. Die Zahl der nachgewiesenen Krankheitsfälle liegt derzeit bei über 66.000. Am Samstag wurde der erste Todesfall in Europa gemeldet. Zugleich ist der Virus jetzt auch nach Afrika übergeschwappt. In Kairo wurde ein Ausländer in ein Krankenhaus eingeliefert. Nord-Korea leugnet das es Krankheitsfälle im Land gibt. Ich befürchte das Schlimmste und hoffe das ich mich täusche und es nicht zu einer weltweiten Pandemie kommt.

**17. Februar 2020** Irgendwie bin ich gefrustet. Trotz strengen 16 zu 8 kaum Gewichtsverlust.

**22. Februar 2020** Bilder beim Parkrun in Würzburg gemacht. Mein Traum wäre da einmal mitzulaufen, egal was für eine Zeit dabei herauskommt. Später dann noch fünf Fußballspiele fotografiert.

**23.Februar 2020** Fünf Tage kein Eintrag. Es gibt nicht viel Neues. Heute am Faschingssonntag ist ein ziemlich regnerisches Wetter. Abnehmen geht sehr zäh weiter. Zurzeit nur in sehr kleinen Schritten.

**24.Februar 2020** Rosenmontag. Heute Nacht hat es furchtbar gestürmt. Wird sich wohl so in der Zukunft so einpegeln. Kein Schnee dafür stürmisches Wetter. Der stramme Marsch heute Morgen hat gutgetan. Einfach weitermachen ist die Devise.

**25.Februar 2020** Faschingsdienstag. Regnerisches Wetter und eine Waage die sich anscheinend nicht bewegen will. Morgen beginnt die Fastenzeit.

**02. März 2020** Vielleicht sollte ich mein System überdenken. In zwei Wochen nur 1 kg abgenommen. Motivieren fällt schwer.

**05. März 2020** Mein Gewicht schwindet aber das Coronavirus breitet sich immer weiter aus. Weltweit gibt es mittlerweile ca. 100000 Ansteckungsfälle, die Zahl der Todesfälle beträgt ca. 3200. Das ist schon eine besorgniserregende Zahl. In Deutschland sind außer Sachsen-Anhalt alle Bundesländer betroffen. Im Main-Tauber Kreis ist bei einer Person das Virus nachgewiesen worden. Derzeit gibt es in Deutschland 250 Infektionsfälle, 111 davon in Nordrhein-Westfalen. Italien ist in der EU am stärksten betroffen 2500 Infektionsfälle und 79 Tote. In China, dem Ausgangsland der Epidemie, gibt es weitere Neuinfektionen - allerdings geht die Zahl dort langsam zurück. Insgesamt wurden dort bis dato 80.422 Infektionen und fast 2.981 Todesopfer gezählt. Der Verzehr von Wildtieren aller Art wurde mittlerweile verboten. Hamsterkäufe in Deutschland nehmen zu. Ob es nötig ist wird sich zeigen. Viele Großveranstaltungen wurden bereits abgesagt, darunter fallen die Handwerksmesse in München und die Buchmesse in Leipzig. Weitere werden mit Sicherheit folgen. „Experten" raten zur Besonnenheit. Husten-Etikette beachten, Hausarztbesuche nur wenn nötig. Trotz leichter Halsschmerzen mache ich mit meiner 16:8 Diät weiter. Mittlerweile sind es wieder 24kg Gewichtsabnahme zum Ausgangsgewicht vom 5. November 2018. Langsam aber stetig ist die Devise. Wenn es auch manchmal sehr schwerfällt. Never give up.

**06.März 2020** Ich weiß nicht warum aber heute hat sie mich wieder einmal erwischt. Die Depression, dieser Widerling (hört sich an wie ein giftiger Pilz) zeigt sich bei mir vor allem durch Niedergeschlagenheit und dem Verlust von Interesse und Freude an gewöhnlichen Aktivitäten. Ich weiß nicht wie lange es dauern wird. Vielleicht ist auch nur das Regenwetter oder die Angst vor dem Coronavirus schuld.

**09.März 2020** Tolles Wetter und flotten Spaziergang von Marktbreit nach Frickenhausen gemacht. Es hat Spaß gemacht mit Willi und Bill. Das Coronavirus ist auf einem neuen Höhepunkt angelangt. 111685

Infizierte und 3882 Tote auch ein paar jetzt in Deutschland. Gewicht passt ganz gut.

**11.März 2020** Nach der Völlerei am Geburtstag meines Enkels Paul habe ich es tatsächlich geschafft 32 Stunden zu fasten. Das regnerische Wetter und die weitere starke Ausbreitung der Coronavirus-Epidemie drücken auf das Gemüt.

**14.März 2020** Pi Day. Zu Ehren der Kreiszahl Pi von seinen Anhängern gefeierter Tag. Er geht auf die US-amerikanische Datumsschreibweise 3/14 zurück, die die ersten drei Ziffern von $\pi$ enthält: 3,14. Der Pi-Tag wird traditionell mit dem gemeinsamen Verzehren von kreisförmigen Kuchen begangen (im Englischen wird der griechische Buchstabe $\pi$ lautgleich wie das englische Wort pie, Kuchen, ausgesprochen) und auch ich habe mir heute einen runden Kuchen gegönnt. Zur Verbreitung des Gedenktages trägt auch bei, dass zufällig der 14. März auch der Geburtstag Albert Einsteins und der Todestag Stephen Hawkings ist.

**16.März 2020** Mittlerweile hat das Coronavirus das gesamte öffentliche Leben lahmgelegt. Schulen und Kindergärten sind geschlossen, ebenso die Grenzen in die meisten Nachbarländer. Mein Job als Sportfotograf ruht, auch Lundi hat nichts mehr zu tun. Das Landratsamt hat die Schließung ihre Kinderbetreuung angeordnet. Trotzdem versuchen wir, so gut es geht einigermaßen gechillt mit dieser Pandemie umzugehen. Gestern haben wir zwei lange Spaziergänge auf der Sonnenterasse am Schwanberg und in der Sulzfelder Weinlage Cyriakus Berg gemacht. Gewicht ist wie eingefroren. Jetzt nur nicht den Kopf in den Sand stecken. Bei den Kitzinger Stadtratswahlen gab es aus meiner Sicht keine Überraschungen. Zehn Wählergruppierungen erinnern halt stark an die Weimarer Republik.

**17.März 2020** Das Coronavirus zeigt seine komischen Auswirkungen. Ein Nachbar von mir ist in Quarantäne, ein anderer Nachbar hat sich 50 Dosen Kidneybohnen gekauft. Klopapier ist in den meisten Läden ausverkauft. Eine andere Nachbarin spekuliert auf das Haus eines anderen Nachbarn, er sei schon alt und sterbe wohl bald an dem Virus. Ich habe mir heute Abend einen Bocksbeutel Silvaner Kabinett aus Nordheim, die jetzt eine Bürgermeisterin haben, reingezogen. Nur so kann man den ganzen Irrsinn ertragen. Beim Gewicht ist alles beim Alten, auch wegen der vielfältigen Aktivitäten die ich zurzeit mit Lundi unternehme, jedenfalls solange es noch möglich ist. Ein generelles Ausgangsverbot gibt es noch nicht. Heute habe ich beschlossen das Projekt Holmium abzusagen. (Was das ist?? Da müsst ihr schon selber draufkommen.) Mal schauen was der Tag morgen bringt.

**19.März 2020** Das Stichwort der Stunde lautet Exponentielles Wachstum. Keine Ahnung was es genau bedeutet. In Wikipedia steht: Exponentielles Wachstum beschreibt ein mathematisches Modell für einen Wachstumsprozess, bei dem sich die Bestandsgröße in jeweils gleichen Zeitschritten immer um denselben Faktor verändert. Der Wert der Bestandsgröße kann im zeitlichen Verlauf entweder steigen oder abnehmen. Zurzeit haben die Virenforscher die größte Angst das dieses mit dem Coronavirus passiert. Wenn das eintrifft dann gute Nacht. Ich bin gestern Morgen an abgesperrten Spielplätzen vorbeigelaufen und habe ein bedrückendes Gefühl dabeigehabt. Auch der Wohnmobilstellplatz war verwaist. Nach einem guten Mittagessen mit Schnitzel, Pommes und Salat tankte ich mit meiner Lundi noch ordentlich Vitamin D, bei einem ausgiebigen Spaziergang in Frickenhausen, nach. Frühstück und Abendessen habe ich ausfallen lassen.

**23.März 2020** Insgesamt 4457 nachgewiesene Infektionen zählte das Landesamt für Gesundheit am Sonntagnachmittag im Freistaat Bayern. Deutschlandweit bestätigte das Robert-Koch-Institut am Sonntag 18 610 Corona-Fälle und 92 Todesopfer. Allein in Bayern sind mittlerweile 22 Menschen am Coronavirus gestorben, neun davon in Würzburg. Bei den Verstorbenen handelt es sich um Bewohner des Seniorenheims St.Nikolaus, das zur Stiftung Bürgerspital gehört. Weitere sieben infizierte Bewohner liegen aktuell in Kliniken. 18 weitere Senioren sind ebenfalls positiv auf das Coronavirus getestet. Würzburg kommt daher immer öfter mit diesen negativen Meldungen in Presse, Funk und Fernsehen in die Schlagzeilen der Corona Berichterstattung. Meine Berichterstattung hat ebenfalls eine Positive Schlagzeile. Ich habe mittlerweile die 118 kg erreicht. Für mich ein Riesen Erfolg. Jetzt sind es fast 30 kg die ich abgenommen habe. Sicherlich gegen die 64 kg die ein Biggest Loser Teilnehmer bei der gestrigen Sendung vermelden konnte ein kleiner Erfolg nur. Aber ich bin zufrieden, weil ich es kontinuierlich geschafft habe, ohne fremde Hilfe. Ganz nach meinem Motto „Never give up". Ich walke jeden Tag mehrere Kilometer, wenn es geht zweimal am Tag.

**24. März 2020** Das Leben geht weiter, nur anders. Heute Morgen bei herrlichem Sonnenschein, aber kühler Temperatur, einige Meter im Gartenschaugelände gewalkt. Menschenleer, aber die frische Luft tat gut. Eine Frau hat mich überholt und freundlich gegrüßt. (Sie wird in einigen Wochen mit dazu beitragen das ich einen richtigen guten Schub bekomme)

**26.März 2020** Einen Tag vor meinen 67. Geburtstag bin ich irgendwie innerlich gespalten. Traurig darüber das das Projekt Holmium nicht klappt und die Party ausfällt. Andererseits bin ich zufrieden das das Virus uns bis jetzt in Frieden gelassen hat. Eine Flasche Silvaner Brut habe ich trotzdem kaltgestellt.

**29. März 2020** Kalt ist es wieder geworden. Heute Nacht soll noch mal gefrieren. Die Obstbauern in Escherndorf werden da wohl wieder ihre Obstblüten mit einem Eispanzer schützen. Stefan Güntner wird ab 1.Mai der neue Oberbürgermeister von Kitzingen und die Lindenstraße wurde nach 35 Jahren heute das letzte Mal im Ersten ausgestrahlt. Gewichtsmäßig bin ich zufrieden. Gestern war ich dreimal unterwegs, das Wetter war einfach phänomenal. Corona ist bis Dato in Kitzingen kein großes Thema. Mal schauen wie es weitergeht. Zum Geburtstag habe ich von meiner Tochter Wilson geschenkt bekommen. Bekannt aus dem Spielfilm Castaway worüber ich mich herzlich gefreut habe. Endlich nicht mehr alleine am Schreibtisch.

**03.April 2020** Zeit vergeht im Flug. Noch nie habe ich mit meiner lieben Lundi so viel zusammen unternommen wie jetzt in der verrückten Coronazeit. Das Virus grassiert und zwingt uns zu Hause zu bleiben. Ein paar Spaziergänge zwischendrin das wars. Darum ist es umso schöner zu spüren das wir uns auch nach 41 Jahren Ehe noch sehr gut verstehen und gut miteinander auskommen. Mittlerweile gibt es fast eine Million infizierte Menschen weltweit. Die Zahl der Todesopfer stieg bis heute auf mehr als 50.200 Fälle. Das zugrunde liegende Coronavirus (SARS-CoV-2) hat sich mittlerweile in 180 Ländern ausgebreitet. Außerhalb Chinas sind vor allem Italien, die USA, Spanien und Deutschland betroffen. Ob wir vom Virus verschont bleiben werden wir sehen. Ich hoffe das Beste. Nichts desto trotz arbeite ich weiter an meinem Gewicht, die 117 kg sind erreicht, das spornt natürlich an. Zwei Mal heute unterwegs gewesen. Am Morgen eine dreiviertel Stunde und nach dem Mittagessen mit Lundi noch fast zwei Stunden durch den Wald marschiert. Viele Rehe, Waldarbeiter und dumme rauchende Frauen gesehen.

**05.April 2020** „Die Vereinigten Staaten entblößen sich vor unseren Augen als Bananenrepublik, in der die Reichen die Flucht ins Ferienhaus ergreifen, während die Armen und Schwachen auf der Straße sterben, weil im Krankenhaus kein Platz mehr ist. Kapitalismus in seiner schrecklichsten Form. Die USA zerfallen vor unseren Augen." Schreibt ein Kommentator im Stern. Trump zeigt sein unfähiges Gesicht. Früher das Traumland vieler Menschen jetzt wollen viele nur noch weg. Ich war zweimal in New York und die Stadt hat mich in ihren Bann gezogen. Fast 2000 Corona Tote hat die Stadt mittlerweile zu beklagen. Es fehlt in den Krankenhäusern an allem. Beatmungsgeräte, Masken, Handschuhe, Schutzbekleidung, Desinfektionsmittel es muss grauenvoll sein. Bürgermeister de Blasio rechnet damit, dass sich mehr als die Hälfte der 8,6 Millionen Einwohner der Stadt bis Mai mit dem Coronavirus infizieren wird. Mitten im Central Park wurde ist ein Feldlazarett aufgebaut worden, die Tafeln verzeichnen einen Massenansturm. Ein Lazarettschiff der Marine, mit einer Kapazität von 1.000 Betten, liegt im Hafen und versorgt Kranke die nicht an Corvid 19 erkrankt sind. Auf dem Bild rechts bin ich mit einer Security Frau des Empire State Buildings zu sehen. Tolle Menschen in Big Apple.

Nichts desto trotz und aller Unsicherheiten zum Trotz halte ich weiter an meinem Abnahmeprogramm fest. Mittlerweile bei 116 kg angelangt. Nur noch 2 kg von meinem Rekordtief vor der Bäckerei Insolvenz entfernt. Gestern und auch heute Morgen schon wieder viel gelaufen. Ernährung klappt auch gut. Weiter so. Man muss sich Mut zum Durchhalten machen. Übrigens der Bürgermeister von Baltimore hat seine Mitmenschen gebeten aufzuhören aufeinander zu schießen. Die Krankenhausbetten würden für die Corona Patienten gebraucht.

**8.April 2020** Katastrophenfall Tag 23/ Ausgangsbeschränkung Tag 18. Das Leben geht so dahin ich merke gar nicht wie die Zeit vergeht. Vergehen tut auch mein Gewicht. Im Moment bei 115 kg. Ist es das Glaserl Rotwein zum Mittagessen oder die viele Bewegung. Egal. Es läuft jedenfalls und ich fühle mich wohl. Das Wetter ist heute, wie in den vergangenen Tagen wieder traumhaft schön. Frühling wie man es sich vorstellt.

**10.April 2020** Im Lockdown zu leben wird immer unangenehmer, jedenfalls kommt es mir so vor. Heute ist Good Friday wie die Amis zum Karfreitag sagen. Es gab Fisch und leckeren Spargel. Zum Nachtisch habe ich einen Osterzopf aus Dinkelvollkornmehl gebacken. Sehr lecker alles. Das Glas Rotwein dazu schmeckte deliziös. Gewicht ist wieder um ein Kilo gestiegen. Auch egal. Mal schauen wie sich alles entwickelt.

**12. April 2020** Ostersonntag. Ich bin in der letzten Zeit viel gelaufen. Heute bin ich etwas müde. Es macht Spaß mit Lundi. Schön wäre es gewesen, wenn alle Kinder zum Osteressen da gewesen wären. Aber das Scheiß Virus macht alles unmöglich. Bill schickte ein paar Zeilen aus dem Markusevangelium „In der sechsten Stunde kam Finsternis übers ganze Land, bis zur neunten Stunde. …" Zum Glück stimmt es mit meinem Abnahme Programm. Heute Morgen blieb der Zeiger bei 115 kg stehen nur noch ein Kilogramm bis zu meinem niedrigsten Gewicht im letzten Jahr. Am Dienstag wird Tante Waltraud beerdigt. Ich habe sie sehr gemocht.

**14.April 2020** Es gibt Gedanken den Lockdown zu lockern. Wegen mir könnte es noch zwei Monate so weitergehen. Für mich hat sich nicht viel geändert. Ein Bekannter der das Buch „Ein Leben lang" von mir für seinen Onkel gekauft hatte schrieb mir folgende Zeilen: „Mein Onkel M… hat gestern das Buch bekommen und schon 100 Seiten gelesen, er ist schwer begeistert, „großes Kino" 😊👍🤙 Ich soll dir Grüße bestellen!" Ich habe mich gefreut. Das Wetter scheint wieder schön zu werden.

**15.April 2020** Nichts neues an der Corona Front. Im Fernsehen gestern Abend Bilder aus einem Krankenhaus mit Corona Patienten gesehen. Man konnte fast Live dabei sein wie ein älterer Mann gestorben ist. Grauenvoll. Gestorben ist ja auch meine Tante und die

Beerdigung war ziemlich ungewöhnlich. Kurz, einfach mit wenig Menschen. Die Dekanin hat es aber ganz gut gemacht. Katastrophenfall Tag 31/Ausgangsbeschränkung Tag 26 Merkel und Söder geben bei einer Pressekonferenz bekannt: Weiter Kontaktverbot, Sommer maximal auf der Terrasse, Amateurfußball, Konzerte, Theater, Festivals, Kino, Volksfeste auf nicht absehbare Zeit verboten.

**19.April 2020** Zum zweiten Mal heute die vier Brückenrunde gelaufen. Also stramm marschiert oder neudeutsch gewalkt. Davon ca.500m gejoggt, da wurden Erinnerungen wach. Bei meinen zwei Marathonläufen 19984 hatte ich die gleichen Schuhe an. 30 Jahre schlummerten sie auf dem Dachboden und seit Januar sind sie wieder an meinen Füßen. Ich liebe diesen Brooks Chariot. Leider nagt der Zahn der Zeit an Ihnen und ich glaube nicht das sie noch lange halten. Muss mich mal schlau machen was für Schuhe zurzeit für einen schwergewichtigen Läufer angeboten werden. BTW vor zwei Jahren habe ich mir in einem Discounter ein paar Adidas Laufschuhe gekauft, Made in China, die waren schon nach drei Monaten hinüber.

**20.April 2020** Katastrophenfall Tag 36/ Ausgangsbeschränkung Tag 31. Langsam nervt es. In den Baumärken herrscht das blanke Chaos. Das einzige positive an dem Tag waren die 15 Stockenten Chicks.

**22.April 2020** Die ganze Mühe hat sich jetzt doch gelohnt. Mein Doc war voll des Lobes. Ein halber Zentner Gewicht ist weg und mein Langzeitzucker ist auf 6,1 gesunken. Das war die gute Nachricht. Die Schlechte: Der Lockdown geht mir so langsam auf die Nüsse. Heute noch ein Buch zum rezitieren bekommen „Ayurvedische Wohlfühlküche" eigentlich genau mein Ding. Im Klappentext heißt es: „So fühlt sich Glück an. Unsere Ernährung hat die beeindruckende Fähigkeit, unsere Gefühlswelt und unsere Gesundheit zu beeinflussen und zu stärken. Diese jahrtausendealte Weisheit des Ayurveda bringt die Autorin in Ayurvedische Wohlfühlküche ins 21. Jahrhundert und begeistert mit 100 modernen, heilenden Rezepten zur alltäglichen Umsetzung." Na da bin ich einmal gespannt.

**24.April 2020** Gestern und Heute mal was Neues ausprobiert was die Essenszeiten angeht. Also Gestern leichtes Abendessen und heute dann kein Frühstück dafür einen zwei stündigen Nüchtern Marsch.

**26.April 2020** Katastrophenfall Tag 42/Ausgangsbeschränkung Tag 37. Ein herrlicher Sonntagmorgen. Die Vögel zwitschern, Angler haben ihre Highend Ruten in den Main gehängt, schnatternde Enten auf den Inseln im Fluss und schnatternde Joggerinnen auf dem Mainradweg. Skater im Albertshöfer Trikot rollen vorbei. Vor einem Jahr wurden die Siedler Kreisklassenmeister, ein schöner Reminder im Kitziblog.de dazu. Es müsste dringend einmal regnen die Felder sind schon ziemlich vertrocknet. Der vier Brücken Marsch macht immer wieder Spaß. Vor allem auch weil sich mir seit einigen Walks eine Mitläuferin angeschlossen hat, mit der ich jetzt fast täglich zusammenlaufe. Gewicht hat sich scheinbar wieder einmal festgefressen. 115kg bin trotzdem nicht unzufrieden. Ab morgen sind die Geschäfte wieder geöffnet.

**27.April 2020** Katastrophenfall Tag 43/Ausgangsbeschränkung Tag 38: Maskenpflicht. Mit Sonnenbrille und Mütze kann man jetzt auch etwas schneller durch Radarfallen fahren

**30.April 2020** Morgen ist dann der 1.Mai. Vor Jahrzehnten sind wir da immer zum Henninger Turm nach Frankfurt gefahren. Gegessen wurde bei einem Edel Italiener in Sachsenhausen. Wie schnell die Zeit doch vergeht. Der Henninger Turm ist mittlerweile abgerissen und der Edel Italiener hat Insolvenz angemeldet. Gestern war für mehrere Stunden das Internet weg. Samantha vom Techniksupport bei 2&2 meinte das ihre Netze wegen des Homeoffice überlastet sind. What the hell. Gefreut habe ich mich über das niedrigste Gewicht seit 12 Jahren 113,5 kg. Bis jetzt habe ich durch meine softe Methode über einen halben Zentner abgenommen. Ich bin stolz auf mich. Never give up hat sich bewährt. Wenn es wieder mal stockt dann denke ich dran. Das Morgenmüsli habe ich mittlerweile geändert: Am Abend: 1 El Weizenkeime, 1 El Haferkleie, 1 El Schmelzflocken, halben El geschroteten Leinsamen, 1

El Weizenkleie, 1 Tl stark entölten Kakao, 1 Tl Zimt und einen halben Tl Curcuma. Trocken mischen und dann mit 5 El Mager Jogurt verrühren und abgedeckt über Nacht stehen lassen. Am Morgen dann. 1 El Kürbiskernöl, 1 El Leinöl, 2 El Magerquark und einen geriebenen mittelgroßen Apfel. Alles gut verrühren und dann je nach Saison, Lust und Laune Mandeln, Cashewkerne, Pinienkerne, Kürbiskerne oder z.B. auch Obst wie Himm-, Bromm- oder Erdbeeren als Topping oben drauf. Guten Appetit.

**4. Mai 2020** Gewicht gehalten und zurzeit richtig Bock auf Walking. Für die 6,5 km lange vier Brücken Runde brauche ich im Moment 70 Minuten. Es ist nicht so schnell aber der Anfang ist gemacht. Es erstaunt mich schon das ich überhaupt auf die Länge der Wegstrecke und der benötigten Zeit achte. Das habe ich über 20 Jahre nicht mehr gemacht.

**5. Mai 2020** Katastrophenfall Tag 51/Ausgangsbeschränkung Tag 46. Die Lage hat sich verbessert. Ministerpräsident Markus Söder hat heute weitreichende Erleichterungen bzw. Lockerungen angekündigt. Das heißt im Einzelnen: Mit Wirkung ab dem 6. Mai 2020 entfällt die allgemeine Ausgangsbeschränkung. Die bestehende Kontaktbeschränkung und das Distanzgebot gelten fort. Jeder ist demnach angehalten, die physischen Kontakte zu anderen Menschen außerhalb der Angehörigen des eigenen Hausstands auf ein absolut nötiges Minimum zu reduzieren. Wo immer möglich, ist ein Mindestabstand zwischen zwei Personen von 1,5 m einzuhalten. Ansammlungen im öffentlichen Raum bleiben verboten. Es ist künftig erlaubt, neben einer weiteren Person auch die engere Familie, d.h. neben Ehegatten, Lebenspartnern und Partnern einer nichtehelichen Lebensgemeinschaft, auch Verwandte in gerader Linie und Geschwister zu treffen oder zu besuchen. Die Gastronomie darf schrittweise ab 18. Mai 2020 geöffnet werden zunächst im Außenbereich (z.B. Biergärten), Speisegaststätten im Innenbereich ab 25. Mai 2020.

**8.Mai 2020** Vor 75 Jahren wurde der zweite Weltkrieg in Deutschland beendet. Mein Krieg gegen Embolien, Thrombosen und Übergewicht geht weiter. Ob ich als Sieger daraus hervor gehe hängt nur von mir ab. Just do it. Die Zeichen stehen gut. Erfolge sind sichtbar und das Gewicht sinkt. Einen Kleinkrieg hingegen hat eine Frau in Oklahoma angezettelt. Weil der Restaurantbereich in einem McDonald's im US-Bundesstaat Oklahoma in der Corona Krise geschlossen war, hat eine Kundin auf das Personal mit einer Schusswaffe gefeuert. Vier Mitarbeiter des Schnellrestaurants in Oklahoma City, das zurzeit nur Speisen zum Mitnehmen anbietet, seien bei dem Vorfall am Mittwochabend verletzt worden, teilte die Polizei heute mit. Die 32-Jährige sei kurz danach festgenommen worden. Eine Polizeisprecherin sagte dem Sender NBC, der Sitzbereich des Restaurants sei zur Eindämmung des Coronavirus geschlossen gewesen. Zudem hatte es gestern einen tollen „Supermond", ich konnte gute Bilder machen.

**10.Mai 2020** Heute mache ich mal gar nichts. Irgendwie habe ich Gliederschmerzen und fühle mich nicht wohl. Gestern das erste Mal Cetrazin gegen meine Gräserpollen Allergie genommen. Vielleicht kommt es ja daher. Eine Pause tut mir bestimmt einmal gut. Am Abend dann noch ein Träumchen von Käsekuchen gebacken

**11.Mai 2020** Mamertus der erste der Eisheiligen macht seinen Namen alle Ehre. Es ist kalt und es regnet in Kübeln. Die Natur freut sich über das Wasser. Ich habe auch einen Spaziergang im Regen gemacht. Mal schauen was die anderen Eisheiligen bringen. Pankratius, Servatius, Bonifatius und die Kalte Sophie am Freitag.

**14.Mai 2020** Nach der ersten Eisheiligen-Nacht haben viele Winzer in Mainfranken mit Frostschäden zu kämpfen. Der Weinbauverband rechnet mit bis zu 30 Prozent Verlust. Besonders schlimm getroffen hat es die Mainschleife und den Raum Bad Kissingen. Aber auch Frido von der Römermühle hat seine erfrorenen Reben auf Facebook gepostet. Mir war es dagegen nicht kalt bei meinen Spaziergängen und den zwei Fotoshootings die ich mit zwei tollen Frauen machen konnte. Einen neuen Blitz musste ich wieder zurückschicken, hat einfach seinen Geist aufgegeben. Nicht aufgeben ist für allerdings immer noch die Devise bei meinem Plan unter 100 Kilo zu kommen. Es braucht halt seine Zeit. Es hat ja schließlich auch seine Zeit gebraucht sich das alles anzufuttern. Um meine späteren Erinnerungen an diese Zeit zu intensivieren habe ich heute wieder schöne Bilder für meinen Blog gemacht.

**18.Mai 2020** Seit gestern haben Gartenwirtschaften und Biergärten wieder geöffnet. Die Normalität des Alltags kommt zurück. Heute meinen vier Brücken Marsch gemacht. Ich war nicht gut drauf darum habe ich es langsam angehen lassen. Gewicht ist weiter gefallen 112 kg. Ich bin zufrieden. Step by step zum großen Ganzen.

**20.Mai 2020** Corona wird nun seit einigen Tagen nach der sogenannte Sieben-Tage-Inzidenz bewertet. Dabei handelt es sich um die Zahl der Neuinfektionen innerhalb von sieben Tagen in einem bestimmten Landkreis oder einer kreisfreien Stadt pro 100 000 Einwohner. Es gilt nun Bundesweit: Liegt dieser Wert über 50 müssen die Gesundheitsbehörden reagieren und in dem betroffenen Gebiet Maßnahmen zur Eindämmung des Virus ergreifen, dabei kann es wieder zu lokalen Beschränkungen kommen. Damit alles Safe bleibt hat Bayern mittlerweile seinen Grenzwert verschärft und auf 35 Neuinfektionen pro 100 000 Einwohner innerhalb von sieben Tagen in einer Stadt oder einem Landkreis herabgesetzt. Ich ziehe mit oder ohne Corona weiter mein Ding durch. Mal fühle ich mich gut mal schlecht. Never give up.

**21.Mai 2020** Eigentlich ein Tag zum Vergessen. Trotzdem habe ich es genossen. Weißwurstfrühstück mit frischen Brezen, Weißbier und Weißwürscht. Mittagessen selbstgeräucherter Lachs, frisches Matnakasch von Garik, Spargelsalat, Kugelspiel Silvaner und als Nachtisch Vanilleeis mit Erdbeeren. Egal man lebt nur einmal und heute ist Vatertag.

**27.Mai 2020** „Kitzingen ist Corona frei!" Diese Meldung ging Morgen auf Radio Larifari durch den Äther. Ich dagegen bin nicht frei von trüben Gedanken. Seit Tagen geht am Gewicht nichts mehr. Sollte sich mein Körper an das Gewicht gewöhnt haben. So What. Zum Wohlfühlen ist 16 zu 8 aber immer noch gut. Mal schauen wie es weitergeht. Das es schnell weitergeht bzw. dass die Zeit rast sieht man an der Tatsache das die Kitzinger Gartenschau heute vor 9 Jahren eröffnet wurde.

**30.Mai 2020** Pfingsten steht vor der Tür es gibt weitere. Öffnungen und Reisefreiheiten. Der Wohnmobilstellplatz hat wieder geöffnet. Die Deutschen machen Urlaub in Deutschland. Urlaub in Minneapolis wäre zurzeit keine gute Idee. Eine brennende Polizeiwache, geplünderte Geschäfte, Rufe nach Gerechtigkeit: Minneapolis kommt nicht zur Ruhe, nachdem dort ein Afroamerikaner bei einem brutalen Polizeieinsatz verstarb. US-Präsident Donald Trump heizte die Lage via Twitter weiter an. In Louisville, der größten Stadt des Bundesstaates Kentucky, ist dabei ein Fernsehteam während einer Live-Schalte von der Polizei angegriffen worden. Zuvor war in Minneapolis ein Team von Journalisten des Nachrichtensenders CNN während einer Live-Übertragung kurzzeitig festgenommen worden.

**1.Juni 2020** Sommeranfang und Pfingsten. Am Pfingstsamstag auf der Traumrunde in Abtswind unterwegs gewesen. Von sechs möglichen Punkten vergebe ich drei. Eigentlich reicht es, wenn man bis zum Frankenblick hochläuft. Der Rest ist halt Waldweg auf zum Teil sehr schlechten Wegen. Zudem ist das letzte Drittel des Weges durch die naheliegende Autobahn sehr laut. Gewichtsmäßig tut sich im Moment recht wenig, weder nach unten noch nach oben, wobei ich mich aber richtig wohl fühle. Heute wieder den Vier Brücken Marsch gemacht. Top. So kann es durchaus weitergehen.

**2.Juni 2020** Erschütternde Szenen spielen sich in den Straßen New Yorks ab und nicht nur da. Es sind Szenen, unwürdig der Vereinigten Staaten von Amerika, passend zu autoritären Systemen wie Russland oder China. Aber Trump ist halt auch so ein autoritärer Typ. Bin froh das in Deutschland die Demokratie einigermaßen okay ist.

**4.Juni 2020** Die große Koalition hat sich gegen eine Kaufprämie für abgasarme Benziner und Dieselautos entschieden. Die Spitzen von Union und SPD beschlossen am Mittwoch allerdings deutlich höhere Prämien für Elektroautos, wie sie nach dem Koalitionsausschuss in Berlin mitteilten. Außerdem hat Bundesaußenminister

Heiko Mass Für 29 Länder in Europa die Reisewarnung zum 15. Juni aufgehoben. Nur in Norwegen und Spanien gelten die Einreisesperren wegen der Corona-Pandemie weiter. Maas geht aber davon aus, dass die Einreisesperre nach Spanien am 21. Juni aufgehoben wird. Sollte das der Fall sein, werde auch die Reisewarnung für das Urlaubsland Nummer eins der Deutschen auch sofort aufgehoben. Die weltweite Reisewarnung für Touristen gilt seit dem 17. März für 200 Länder. Keine Warnung gibt es für mich beim Intervall-Fasten. Es läuft nach wie vor gut bis manchmal sehr gut. Wenn es auch nur um wenige Gramm geht, so kann ich doch mein Gewicht auf jeden Fall halten und das ich ja auch schonmal viel wert. Was nützt es viel in kurzer Zeit abzunehmen. Dann kommt der große Heißhunger und der sogenannte Jo-Jo Effekt tritt ein. Dann lieber langsam mit viel Geduld. Gestern habe ich von meiner Lundi neue Laufschuhe bekommen. Brooks Cascade. Mit denen ich auf Anhieb sechs Kilometer marschiert bin. Heute regnet es ein bisschen. Gut für die Natur und die Äcker der Landwirte und ich kann es auch ein wenig ruhiger angehen lassen.

**9. Juni 2020** Mein Gedanke für heute ist ganz einfach. Es ist nicht wichtig wie schnell du abnimmst. Es ist wichtig das du was machst um abzunehmen und am allerwichtigsten ist es das was du abgenommen hast auch weiter zu Übernehmen. Nichts ist frustrierender als mit irgendwelchen „Zauberdiäten" schnell abzunehmen um es dann auch schnell wieder drauf zu bekommen. Dazu kommt, wenn man regelmäßig Sport treibt, dass sich Muskeln bilden und die sind schwerer als das Fett. Also immer locker bleiben und stolz sein was man erreicht hat.

**11.Juni 2020** Fronleichnam. Es kommt selten vor das Regenwetter von Osten zu hereinzieht. Heute, vor allem in der Nacht war es so. Hochgezogen hat mich hingegen der Sprung auf der Waage. Gut 111 kg ich freue mich, werde aber irgendwie nicht euphorisch. Mittlerweile ist es Routine und ich bin mir ziemlich sicher, dass ich irgendwann unter die 100kg kommen werde. Ob das jetzt noch in diesem Jahr sein wird ist nicht so wichtig. Am wichtigsten ist das ich mich wohlfühle. Im Wissen wie es funktioniert lebt es sich ganz gut und ich kann meinen Blick wieder auf andere Dinge fokussieren. Was ich auf jeden Fall in der Zukunft nicht mehr essen werde ist Lachs. Nach einer schwedischen Studie ist dieser Zuchtfisch das verseuchteste Lebensmittel das aus dem Meer kommt.

**13.Juni 2020** Die Zeit rast. Gestern war ein heißer Tag. Trotzdem habe ich mich durchgerungen zwei Einheiten zu marschieren. Was aber sehr wichtig ist, wenn man sich entschlossen hat den zum Teil harten und steinigen Weg des Abnehmens zu gehen. Dann sollte man sich bei den wenigen Lebensmittel die man zu sich nimmt etwas gönnen und auf gute Qualität achten. Ich rühre seit geraumer Zeit immer zwei Esslöffel Sesammuss ins

Morgenmüsli. Es schmeckt wunderbar und es wird schön cremig.

**19.Juni 2020** Die Zeit rast schon wieder sechs Tage vorbei. Gewicht ist gut. Jeden Tag marschieren auch. Letzte Woche mit Buddy Ralf wieder einmal Kaffee, bei den Röstfreunden in Randersacker, getestet. Corona in Kitzingen seit 8 Tagen 0,0. Mal schauen wie es weitergeht.

**22.Juni 2020** Es ist schon ein schönes Gefühl, wenn man mit einem kleinen Erfolg am Morgen von der Waage steigt.

An meinem Morgenspaziergang habe ich mit mittlerweile gewöhnt. Heute spürte man schon was in den kommenden Tagen den Getränkekonsum ankurbeln wird. Selbst der Drogendealer an der Realschule hatte kurze Hosen an. Corona ist kein Thema mehr, eigentlich war es für mich nie ein Thema. Mundschutz und Abstand ist das wichtigste, ich habe das früher, vor der Zeit der Pandemie, nicht gemocht, wenn man dicht an dicht in der Schlange vor der Kasse oder bei der Post stand und mag es in der jetzigen Zeit sowieso nicht. Was geht bestelle ich bei Amazon. Das ist sicher und einfach und gleichzeitig aber auch scheiße. Problem dabei ist aber das man in Kitzingen viele Sachen nicht mehr bekommt und es zu wenig Parkmöglichkeiten gibt. Ehrlich, es ist dann doch auch egal ob ich beim Lidl oder Amazon einkaufe. C'est la vie die Zeiten ändern sich.

Vielleicht erlebe ich es noch was in 10 oder 20 Jahren auf dem Planeten los sein wird. Am meisten hat mich der Schlachthausskandal bei Tönnies geschockt. Nur wenn die Bude jetzt dicht ist, was machen die Agrarier jetzt mit ihren Schweinen? Ich esse schon seit geraumer Zeit kein Fleisch mehr. Btw, hier mein aktuelles Müsli Rezept: Am Abend einweichen: Weizenkleie, Weizenkeime, Haferkleie, Leinsamen je einen Esslöffel, dazu Teelöffel Zimt und einen Esslöffel Kakao mit Wasser oder Jogurt einweichen. Es geht auch Kefir oder Milch was man möchte oder was gerade im Kühlschrank ist. Am Morgen reibe ich dann einen mittelgroßen Apfel hinein, einen Esslöffel Leinöl dazu, 2 Esslöffel Sesam Mus (Tahina), 2 Esslöffel Magerquark, einen Teelöffel zum Süßen, halt keinen Zucker, Stevia ist ganz gut oder Birkenzucker. Nachdem das alles gut verrührt ist, streue ich 20 geröstete Nüsse darüber. Ich nehme immer Cashewkerne und geschälte Mandeln gemischt, es gehen aber auch Kürbiskerne, Haselnüsse oder Pinienkerne was einem halt am besten schmeckt. Finissiert wird dann mit einem kräftigen Schuss Kürbiskernöl. Die Krönung sind dann noch eine Handvoll frische Beeren, am besten selbstgepflückt.

**26.Juni 2020** Die Sommersonnenwende und der Johannistag sind vorbei. Der Siebenschläfertag steht vor der Türe. Ich werde weiterhin nicht schlafen. Ich bin hellwach was meine Ernährung und meine Bewegung angeht. 110kg sind Ansporn genug. Gestern hatte ich ein tolles Shooting mit der zauberhaften Miriam, die ich schon sehr lange kenne.

**5. Juli 2020** Nachdem ich es vergangene Woche ein wenig schleifen ließ. Habe ich mich entschlossen neue Wege zu gehen. Es sind nur kleine Schritte. Bin gespannt ob es was bringt. Süßstoffe werde ich ab jetzt vermeiden wo es in meinen Händen liegt. Also Diät Cola ist ab sofort gestrichen. Kalter, vorher selbst aufgebrühter Eistee ist etwas Feines. Gestern wieder ein tolles Shooting mit einer „alten" Bekannten gehabt. Ich kenne Lale schon seit zehn Jahren und ungefähr genauso viele Fotoshootings hatten wir schon zusammen gemacht. Sie näht oft ihre Kostüme selber und hat immer tolle Ideen. Einen wahren Shitstorm musste der neugewählte Kitzinger Stadtrat, nach dem Beschluss, zur endgültigen Schließung des Städtischen Museums, über sich ergehen lassen.

**16.Juli 2020** Das Gewicht dümpelt knapp an der 110 kg Marke dahin. Vielleicht gibt sich mein Körper mit dem erreichten zufrieden. Wichtiger als die permanente Abnahme ist mir das ich das Erreichte halten kann. Das klappt zurzeit recht gut.

**24.Juli 2020** Endlich wieder unter 110 kg, motiviert natürlich weiterzumachen. Aber das ist es gar nicht. Wichtig ist das ich mich sehr gut fühle. Trotz der feuchtfröhlichen Geburtstags-Nachfeier am vergangenen Wochenende habe ich keinen größeren Gewichtszuwachs zu verschmerzen. Eigentlich wollte ich ein bisschen fortfahren aber Corona hält mich dann doch davon ab.

**02.August 2020** Gestern habe ich mir ein großes Eis mit Sahne gegönnt. Fußball geht auch wieder, jedenfalls Testweise. Beim Morning Walk einen Argentinier getroffen der seit 6 Jahren mit seinem Rad auf dem Planeten unterwegs ist. 90000km hat Maty in der Zeit zurückgelegt und dabei 52 Länder bereist. Chapeau. Kurz danach ging ein heftiger Gewitterregen hernieder. Ich war patschnass. Abgekühlt hat es deswegen nicht. Gewichtsverlust ist gering. Aber darauf kommt es mir im Moment auch gar nicht so drauf an. Ich fühle mich nach den -Minus 30 kg sehr wohl, wenn noch was weggeht gut, wenn nicht auch gut. Das wichtigste ist das nichts mehr drauf kommt.

**6. August 2020** Heute morgen 109 kg. The next step. Ich habe mich so gefreut. Erschüttert haben mich allerdings in den letzten Tagen zwei Sachen: Der Tod des jungen Radrennfahrers Jan Riedmann mit erst 19 Jahren. Mit 11 Jahren habe ich ihn noch auf dem Stockerl fotografiert als er das U11 Rennen der Main-Spessart Rundfahrt gewonnen hatte. Ein schwerer Schlag für Familie und dem gesamten Radfahrer Dorf. Dann natürlich auch die schwere Explosion in Beirut. Wahnsinn. Apokalypse pur.

**22.August 2020** Schon lange keinen Eintrag mehr gemacht. Gestern war der heißeste Tag des Jahres und

Kitzingen mit 37 Grad der heißeste Ort in Bayern. Ausgerechnet an so einem hatte ich eine Hochzeit und eine Geburtstagsfeier zu fotografieren. Am Morgen ließ ich mir noch Blut abzapfen. Irgendwie ist es schön, wenn der Morningwalk zur lieben Gewohnheit wird, ich brauch das mittlerweile wie den Kaffee zum Frühstück. Heute werde ich einen Fastentag einlegen, gestern einfach zu viel geschlemmt.

**24. August 2020** Gestern machte ich beim Insta_Walk in Sommerhausen mit. War interessant besonders die Sektkellereiführung, die Kirchturmbesteigung, der gute Silvaner und die üppige Brotzeit. Heute Morgen dann meinen Hundertachtundvierzigsten Morningwalk und später nach dem Essen einen Verdauungsspaziergang durch den Trimm-Dich-Pfad. Bis zu dem Zeitpunkt waren es 13896 Schritte was 9,17 Kilometer entsprechen soll. Verbrauchte Kalorien 658. Ob das natürlich alles so stimmt weiß ich nicht. Pacer ist eine kostenlose App, was schlussendlich aber nicht heißen muss das es nicht funktioniert. Gewicht ist mittlerweile auf 108 kg gefallen.

**26.August 2020** Gestern war ein toller Tag für mich. Nicht das er sich mit einem phänomenalen Sonnenuntergang verabschiedete, dass auch, aber die Zahlen waren gestern super. Gewicht auf 108 kg und mein Doc sprach mir wegen des erreichten niedrigen Zuckerwertes Anerkennung aus. Da habe ich mich sehr gefreut darüber. Langzeitzucker 5,9, also das bedeutet fast gar keinen Zucker mehr. Das spornt natürlich an und mein Pacer zeigte am Abend 18000 Schritte an.

**28.August 2020** Der Hochsommer ist endgültig vorbei. Ich freue mich immer noch das ich es geschafft die 110 kg enggültig vom Balkon zu schmeißen. Meine Hoffnung im September wieder nach Armenien zu reisen habe ich an Acta gelegt. Es wäre ziemlich umständlich und mit zu vielen Risiken verbunden nicht nur gesundheitlicher Art. Die Verschnaufpause vom Fußball geht jetzt schon ziemlich lange. Gut ich habe ein paar Testspiele in und um Kitzingen fotografiert aber das ist nicht das was mal war. Gut ist hingegen das ich es jetzt zum 150-mal geschafft habe morgens beizeiten aufzustehen und dann einen ca. 7km langen Morningwalk zu machen. Mittlerweile brauche ich das richtig. Wenn ich dran denke wie ich damit angefangen habe und die Bilder davon auf dem www.kitziblog.de anschaue wird mir warm ums Herz. Wir sind nicht bei Madame Tussout, wir sind im richtigen Leben und sollten es auch mit Leben ausfüllen und das tun was einem gut tut.

**01.September 2020** Meteorologischer Herbstbeginn. Die Hitze ist vorbei und ich freue mich auf bunte Herbstwälder. Ins Morgenmüsli mache ich mir jetzt immer eine Spur gemahlenen Fenchel hinein. Sehr gut für die Verdauung. Gewicht hat sich jetzt erst einmal bei 108 stabilisiert. Wenn ich weiterhin so entspannt meine

Nahrungsaufnahme gestalte, dann bin ich mir sicher, dass ich irgendwann die 100 knacken werde. Heute Morgen laut Pacer App 10878 Schritte, 7,17 km und 507 verbrauchte Kalorien. Die App habe ich mir erst vor wenigen Tagen auf das Smartphone geladen und so schlecht finde ich sie jetzt gar nicht.

**08. September 2020** Die Schulen sind wieder in Betrieb. Nawalny ist aus dem Koma aufgewacht. Tolles Spätsommerwetter oder wie man auch so schön sagt: Altweibersommer. Gewicht ist stabil, gut in den letzten Tagen habe ich nicht so auf das Essen geachtet. Der Plan ist ja das ich langsam abnehme, aber auf keinen Fall wieder zunehme und das klappt soweit ganz gut. Armenien wird wohl heuer ausfallen.

**14.September 2020** Die Waldbrände an der Westküste der USA haben in den Bundesstaaten Kalifornien, Oregon und Washington verheerende Ausmaße erreicht. Es soll mindestens 40 Tote geben, viele Menschen werden noch vermisst. Riesige Rauchsäulen liegen über den betroffenen Staaten, Experten warnen vor den gesundheitlichen Folgen der Luftverschmutzung für Menschen – und inzwischen sind die Aschepartikel sogar schon bis nach Europa gezogen. "Rauch der Waldbrände in Kalifornien hat Europa erreicht. Rauch über Westeuropa und Russland", twitterte die Europäische Organisation für die Nutzung meteorologischer Satelliten (Eumetsat) aus Darmstadt. Möglich macht das der Jetstream: Die Rauchsäulen der Waldbrände in

Kalifornien erreichen eine Höhe von bis zu 17 Kilometern, von dort können sich die Partikel mit den bandförmigen Windströmen, die das Wetter maßgeblich beeinflussen, besonders rasch nach Osten ziehen, wie ein Wetterportal berichtet. Laut einer Satellitenauswertung der Nasa wurde der Rauch von der Westküste zunächst über Nordamerika und dann mit einem Tiefdruckgebiet über den Atlantik bis nach Europa transportiert. Auch wenn die Konzentration des Rauchs und der Aschepartikel in Deutschland sehr gering sind, könne man die Folgen auch hier mit dem bloßen Auge sehen, so ein Meteorologe: "Bei schönem und klaren Wetter, wie wir es derzeit haben, führen die feinsten Partikel beispielsweise dazu, dass sich die Sonnen Auf- und Untergänge deutlich farbintensiver präsentieren können." So auch heute. Gewichtsmäßig habe ich am Wochenende ein wenig geschludert. Zuviel Sprühsahne, Silvaner und Zwetschgenkuchen. Darum habe ich heute Morgen gleich ein extra Schleifen in den Morningwalk eingebaut. In den Nachrichten des Bayerischen Rundfunks immer wieder Würzburg. Die Zahl der Corona-Infektionen ist in Würzburg weiter gestiegen - die Obergrenze von 50 Corona-Neuinfektionen pro 100.000 Einwohner in sieben Tagen wird klar überschritten. Wie die Stadt am Abend mitteilte, erhöhte sich der Inzidenzwert am Sonntag weiter - von 60,99 auf 69,60. Zur Eindämmung des Infektionsgeschehens gelten demnach von Montag (14.9) an strengere Anti-Corona-Maßnahmen.

# Die zweite Welle naht

**18.September 2020** Ich höre Jimi Hendrix „Electric Ladyland", heute vor 50 Jahren ist er im Alter von nur 27 Jahren verstorben.

**23.September 2020** Der Altweibersommer nähert sich seinem Ende. Gestern war der astronomische Herbstbeginn und heute Morgen hat es geregnet. Gewicht 106 kg.

**25. September 2020** Irgendwie brauche ich den Morningwalk mittlerweile wie das tägliche Brot. Kühler ist es geworden. Wahrscheinlich bin ich heute das letzte Mal mit kurzen Pants unterwegs gewesen.

**28. September 2020** Vor einem Jahr war ich noch bei meinen armenischen Freunden und habe mit Ihnen gefeiert. Heute dann das in der Zeitung: „Schweres Artilleriefeuer, zahlreiche Tote und Verletzte - die Kämpfe zwischen Armenien und Aserbaidschan um die Region Bergkarabach gehen weiter. Jetzt gilt in beiden Ländern der Kriegszustand. Nach schweren Kämpfen mit zahlreichen Toten und Verletzten in der Konfliktregion Bergkarabach gilt in den verfeindeten Nachbarländern Armenien und Aserbaidschan der Kriegszustand. In Aserbaidschan trat er in der Nacht auf Montag in Kraft, wie Staatschef Ilham Aliyev am Wochenende entschied. In der Ex-Sowjetrepublik soll es in einigen Landesteilen abends Ausgangssperren geben. In Armenien mobilisierte Regierungschef Nikol Paschinjan in Eriwan bereits am Sonntag die Bevölkerung und verhängte im ganzen Land den Kriegszustand. Auch in der Nacht zum Montag setzten die beiden Konfliktparteien ihre Kämpfe fort. Zwischen beiden Seiten gab es nach Angaben der jeweiligen Verteidigungsministerien schweres Artilleriefeuer. Nach offiziellen Angaben aus Bergkarabach stieg die Zahl der getöteten pro-armenischen Kämpfer auf insgesamt 39.Zuvor hatte Aserbaidschan eine Militäroperation gegen Bergkarabach begonnen und eroberte mehrere Dörfer. Zwischen den verfeindeten Ländern war es nach Angaben beider Seiten am frühen Sonntagmorgen zu Gefechten gekommen. Bergkarabachs Hauptstadt Stepanakert sei beschossen worden, hieß es. Paschinjan wertete die Gefechte als Kriegserklärung gegen sein Volk.

Ansonsten geht es mir gut. Gestern zu viel gegessen, die Wildschweinkeule schmeckte einfach zu gut. Danach Mohn- und Käsekuchen. Lecker. Mit Alkohol halte ich mich immer noch ziemlich zurück. Ich vertrage auch nix mehr ☹ Trotzdem zeigte die Waage heute auch nicht mehr an als am Tag zuvor. Bewegung ist halt sehr wichtig. Darum heute Morgen wieder einen ausgedehnten Morgenspaziergang, am im Nebel eingehüllten Main, gemacht. Es hatte nur noch 4 Grad.

**14.Oktober 2020** Man soll sich nie zu sicher sein über seine eigene Willenskraft. Durch ungezügelten Genuss von Alkohol und Süßigkeiten habe ich wieder sehr schnell 4kg zugenommen. Zwei davon sind schon wieder weg. Es hilft schon sich täglich zu wiegen. Hier noch ein Tipp: Falsche Getränke unterbrechen das Fasten. Das gilt für jegliche Art von Softdrinks, auch und vor allem auch mit Süßstoff, für Säfte wie Schorlen und vor allem für Alkohol, auch Kaffee mit Milch unterbricht die Stoffwechselprozesse, die man sich beim Fasten so sehr wünscht. Versucht, im Fastenintervall mit Wasser und ungesüßten Tees oder Kaffee schwarz auszukommen. Viel Trinken, vor allem jetzt auch in der aufkommenden kühleren Jahreszeit, sollte man natürlich trotzdem, auch das hält den Stoffwechsel auf Trab. Wichtig nach wie vor ist Bewegung. Experten sprechen von vier Mal Sport von 30 Minuten Länge in der Woche die reichen sollen. Ich meine, dass dies nicht reicht. Man sollte jeden Tag etwas machen und zwar länger als eine halbe Stunde. Bin mit diesem System bis jetzt ganz gut gefahren. Die Zahl der Corona-Neuinfektionen steigt erneut sprunghaft an: Das RKI meldet 5.132 neue Fälle. SPD-Gesundheitsexperte Karl Lauterbach warnt davor, die Lage zu unterschätzen. Sollte die Zahl der Neuinfektionen auf über 10.000 steigen, würden wahrscheinlich durchschnittlich 100 Menschen sterben. "Da wir das aber erst einen Monat später sähen, kann man den Ernst der Lage anfangs leicht unterschätzen", so Lauterbach. Außerdem kämen zu den Todesfällen eine vielfach größere Zahl mit chronischen Covid-Komplikationen in Lunge, Nieren und Gehirn. "Daher wären 10.000 Fälle pro Tag für eine längere Zeit medizinisch und ökonomisch für die deutsche Bevölkerung eine mittlere Katastrophe", so der von mir hochgeschätzte Lauterbach.

**16.Oktober 2020** Heute ist Tag des Brotes. Eigentlich sollte ich mit Wehmut zurückblicken. Mache ich aber nicht. Es war schon eine verdammte Plackerei in der Backstube und das über 40 Jahre lang. Ich bin froh das es vorbei ist. Trotzdem backe ich mir jetzt selber meine Brote. Ich verwende dazu nur Vollkorngetreide aus biologischem Anbau und zwar Dinkel und Roggen, dazu Wasser, Salz und selbstgemachten Sauerteig. Gewürze nach Lust und Laune. Vor kurzem habe ich auch ein Brot mit Emmer, einen Urgetreide gebacken. Für das Brot zum Tag Desselbigen habe ich die klassischen Brotgewürze wie Koriander, Fenchel, Kardamom und Schabzieger Klee verwendet. Dazu noch Kurkuma und Paprika Edelsüß, das ist eine sehr harmonische Gewürzmischung und das Brot schmeckt dann sehr gut zu Käse und einen guten Rotwein. Gewichtsmäßig ist alles im Lot. Heute meinen hundertneunzigsten Mornigwalk gemacht.

**18. Oktober 2020** Der Landkreis Kitzingen hat am Wochenende die 7-Tages-Inzidenz von 35 Corona-Fällen pro 100 000 Einwohnern überschritten. Demnach greifen die Neuerungen der 7. Bayerischen Infektionsschutzmaßnahmenverordnung der Bayerischen Staatsregierung vom 16. Oktober. Die Maßnahmen gelten ab morgen Montag, 19. Oktober, 0 Uhr, und bleiben in

Kraft solange der Landkreis Kitzingen auf der Seite des Bayerischen Staatsministeriums für Gesundheit und Pflege genannt wird. Landrätin Tamara Bischof appelliert an die Einwohner: „Liebe Bürgerinnen und Bürger, lassen Sie uns auch diese zweite Welle gemeinsam durchstehen. Halten Sie sich bitte an die Regeln. Mir ist bewusst, dass die Einschränkungen unangenehm sind und zum Beispiel manche private Feier nun nicht stattfinden kann. Lassen Sie uns aber gemeinsam dafür sorgen, dass die Inzidenz nicht weiter steigt und noch strengere Maßnahmen nötig werden. Tragen Sie Maske, halten Sie Abstand und bleiben Sie in Ihrer Freizeit soweit es geht zu Hause. Mit Ihrer Hilfe bewältigen wir im Landkreis die Corona-Pandemie gemeinsam." Es besteht Maskenpflicht auf stark frequentierten öffentlichen Plätzen, auf den Begegnungs- und Verkehrsflächen einschließlich der Fahrstühle von öffentlichen Gebäuden sowie von Freizeiteinrichtungen, Kulturstätten und sonstigen öffentlich zugänglichen Gebäuden. Diese Plätze müssen von den jeweiligen Kreisverwaltungsbehörden festgelegt werden. Das Landratsamt Kitzingen hat dies unter der Leitung von Landrätin Tamara Bischof und in Abstimmung mit der Polizei Kitzingen festgelegt. Änderungen werden vom Landratsamt bekannt gegeben. Folgende Bereiche sind in Kitzingen betroffen: Kaiserstraße, vom Kreisel/Ecke Schrannenstraße bis zum Königsplatz, Königsplatz, Luitpoldstraße bis Kreuzung Ritterstraße, Ritterstraße, dann weiter die Obere Kirchgasse, Herrnstraße, Marktstraße, Schweizergasse, Schrannenstraße, vom

Kreisverkehr/Ecke Kaiserstraße bis Kreuzung Ritterstraße, Oberer und Unterer Mainkai, Alte Mainbrücke, Am Bleichwasen, nach den Sportplätzen über den Stadtbalkon bis einschließlich Gartenschaugelände sowie Parkplatz unterhalb der alten Mainbrücke und das Pavillon gegenüber der staatlichen Realschule Kitzingen am Mainufer. Viele der Infektionen sind laut Landratsamt auf das Ausbruchgeschehen bei einer Kräuter Firma in Abtswind zurückzuführen, wobei das Ergebnis der Reihentestung der dortigen Mitarbeiter noch ausstehe.

**22.Oktober 2020** Trotz Pandemie und Maskenpflicht laufe ich weiterhin jeden Morgen meine Runde am Main. Heute war es der 195. Morningwalk. Gewichtsmäßig bin ich wieder bei 107 kg angelangt. Gerade in einer Mittagssendung im Fernsehen eine Reportage über eine Frau gesehen die durch Hypnose abnehmen will. Nach einem Monat hatte sie zwei Kilogramm abgenommen und ihr Arzt meinte dazu das es besser sei, langsam abzunehmen. Also ganz meine Philosophie. An manchen Tagen denke ich gar nicht daran das ich gerade auf einem „Diät Trip" bin. Für mich ist das mittlerweile zum ganz normalen Alltag geworden. Ich vertrage keinen Alkohol mehr, vermeide Zucker, auch den Versteckten, wo es geht und ziehe das 16:8 komplett durch.

**26. Oktober 2020** Die Pandemie läuft einem neuen Höhepunkt entgegen. Ich habe vielleicht gestern für längere Zeit mein letztes Fußballspiel fotografiert. Viele

Spiele waren bereits an diesem Wochenende abgesagt. Der Landkreis Kitzingen hat offiziell bestätigt das die Inzidenz von 100 überschritten ist. Der Wert liegt seit heute bei 107,5. Das heißt, dass sich - hochgerechnet auf 100.000 Einwohner - in den vergangenen sieben Tagen mehr als 100 Einwohner mit Corona infiziert haben und dies per Test bestätigt ist. Damit erreicht der Landkreis die Ampelstufe dunkelrot. Was bedeutet das: Steht die Ampel auf dunkelrot, dürfen sich maximal fünf Personen oder zwei Hausstände treffen - sowohl im Freien, als auch bei privaten Feiern oder im öffentlichen Raum. Bereits in Stufe Rot des Ampelprinzips sind private Feiern und Treffen auf maximal fünf Personen oder zwei Haushalte begrenzt. Auch bei der Maskenpflicht gibt es im Vergleich zur Stufe "Rot" keine Verschärfungen. Sie gilt überall dort, "wo Menschen dicht und länger zusammen sind, unter anderem auf stark frequentierten öffentlichen Plätzen. Auch in Arbeitsstätten, Freizeit- und Kultureinrichtungen, sowie am Platz in Schulen und Hochschulen muss eine Mund-Nasen-Bedeckung getragen werden. Die Sperrstunde verschiebt sich um eine Stunde nach vorne und gilt bei Stufe "Dunkelrot" ab 21.00 Uhr. Selbiges gilt für das Alkoholverbot auf öffentlichen Plätzen und dem Alkoholverkaufsverbot an Tankstellen. Bei der Warnstufe "Dunkelrot" dürfen Veranstaltungen aller Art nur noch mit 50 Teilnehmern stattfinden. Dazu zählen Kulturveranstaltungen, wie zum Beispiel Theater und Kinos, aber auch

Vereinsversammlungen. Ausnahmen von der neuen Begrenzung gibt es für Gottesdienste und Demonstrationen. Die Ausnahmen begründete Ministerpräsident Markus Söder in seiner Landtagsrede mit Aspekten des Verfassungsrechts. Heute Morgen hatte es leichten Nieselregen, trotzdem bin ich wieder meine Runde marschiert, wie an fast jeden Tag. Ich hoffe das ich gesund bleibe und weiterhin abnehmen kann. Aktuelles Gewicht 105 Kilogramm.

**2.November 2020** Victoria hat Geburtstag. Ein warmer Luftstrom aus Nordspanien bringt 22 Grad warme Luft nach Kitzingen. Martinisommer eben. Ein Wetterphänomen das oftmals Anfang bis Mitte November auftreten kann. Corona hat in einem Ochsenfurter Seniorenheim Fuchsen Mühle voll zugeschlagen fast 80 Bewohner und Mitarbeiter sind positiv auf Covid 19 getestet worden. Früher, vor dem Umbau zum Altenheim, wurde da Mehl gemahlen. Die Kunstmühle Stöhr war dort beheimatet. Ich kann mich noch gut daran erinnern, dass ich damals, in meiner Funktion als Berufschullehrer, mit den verschiedenen Bäckerklassen der Mühle einen Besichtigungsbesuch abgestattet habe. Das gesamte Seniorenwohnheim steht mittlerweile unter Quarantäne.

**3. November 2020** Nach zwei „Süßen" Tagen in Folge. Heute wieder in der Spur. Hauptthema in den Nachrichten heute, neben den Wahlen in den USA, die Schüsse in der Wiener Innenstadt. Nach 20.00 Uhr ging bei der Notrufzentrale der erste Hinweis ein, dass in der Wiener

Innenstadt ein Mann mit einer Schrotflinte schieße. Die Polizei schickte daraufhin Einsatzkräfte in den 1. Bezirk. Es starben fünf Menschen: ein älterer Mann, eine ältere Frau, ein junger Passant und eine Kellnerin. Der Attentäter wurde von der Polizei erschossen. Mehrere Menschen wurden schwer verletzt, sieben davon lebensbedrohlich. Wenn man sowas hört fällt es einem schwer wieder zur Tagesordnung überzugehen. Darum will ich heute gar nichts mehr über meine heutigen sportlichen Aktivitäten und Essensgewohnheiten schreiben.

**8. November 2020** Die Corona Pandemie hat in Deutschland einen neuen Höchststand erreicht. Der 77-Jährige Joe Biden ist neuer US-Präsident er spricht präsidial, empathisch und versöhnlich. Und er macht sich gleich an die Arbeit. Sein Ziel: die zerstrittenen Amerikaner wieder zu versöhnen. Er will, dass alle Amerikaner ihm vertrauen, nicht nur diejenigen, die für ihn gestimmt haben. "Ich verspreche ein Präsident zu sein, der nicht spaltet, sondern eint", sagt er. " Er sieht keine roten Staaten oder blauen Staaten, sondern nur Vereinigte Staaten." Biden blickt nach vorn, spricht über die kommenden Herausforderungen seiner Präsidentschaft - die Corona-Pandemie, die Wirtschaftskrise, das Gesundheitssystem, den Rassismus, den Klimawandel und nicht zuletzt die Demokratie. Bereits am Montag will er eine Corona-Taskforce einsetzen, die am 21. Januar - am Tag nach der Amtsübernahme - die Arbeit beginnen soll. Dass Amtsinhaber Donald Trump seine Wahlniederlage nicht akzeptieren wird, erwähnt Biden mit keinem Wort. Stattdessen forderte er auch die Trump-Unterstützer zur Versöhnung auf. Es sei an der Zeit, die scharfe Rhetorik wegzupacken, die Temperatur zu senken, einander wieder zuzuhören, erklärt Biden. "Sie sind nicht unsere Feinde. Sie sind Amerikaner." Für mich spielt das alles eine sekundäre Rolle. Ich muss mich auf meine Gesundheit konzentrieren und das ist immer wieder von neuem eine tägliche Herausforderung. Ich bin dankbar das ich es bis hierhin so gut geschafft habe. Protest von den Alu-Hüten in Leipzig. 20000 Menschen zum größten Teil ohne Masken machen mich fassungslos.

**9.November 2020** Gewicht im grünen Bereich. Heute zum Mittagessen das erste Mal lila Karotten gegessen. Sehr lecker. Ins Frühstücksmüsli reibe ich mir seit einigen Tagen frischen Ingwer hinein. Heute zwei Touren gelaufen und das ziemlich flott.

**12.November 2020** Gewicht, nach der Geburtstagsfeier meiner Frau wieder leicht gestiegen. Gleich reagieren. Es gibt nur eine Mahlzeit heute. Armenien hat den Krieg um Bergkarabach gegen Aserbaidschan verloren. Der Spiegel schreibt:" Jubel in Aserbaidschan, Ausschreitungen gegen die Regierung in Armenien: Der neu ausgehandelte Waffenstillstand könnte die Lage im Kaukasus vorerst stabilisieren. Zu verdanken wäre das weder Nato noch EU." Putin und Erdogan haben es untereinander ausgekungelt.

**16.November 2020** Heute ging es mir beim Morning-walk nicht besonders gut. Weiß nicht was es war. Schlecht geschlafen. Der Traum führte mich zu meinen Freunden nach Armenien. Ich habe Putin und Erdogan gesehen wie sie das Land unter sich aufteilten. Dann bin ich aufgewacht. Wochenende bisschen zu viel ge-schlämmt. Alles wieder auf Start.

**17.November 2020** Mittlerweile bin ich von meinem harten 16 zu 8 ein wenig weggekommen und Nähere mich immer mehr dem intuitiven Essen. Alles was schmeckt oder so ähnlich. Wobei ich schon lange Le-bensmittel die stark mit Rüben- oder Rohrzucker ver-setzt sind nicht zu essen. Sie sind die Wurzel allen Übels. Vollmilchschokolade, Lebkuchen oder Marme-laden sind eigentlich nur sehr süß. Aroma? Meist sehr wenig. Wenn es denn dann schon süß sein soll esse ich lieber die reine Frucht aber halt auch nur in Maßen. Schmeckt Alkohol wirklich? Also ein gutes Glas Rot-wein kann mir schon ein sehr entspanntes Körpergefühl geben. Sich nicht besaufen ist die Kunst. Ein Glas reicht. Frei nach dem Motto „Iss, wenn du Hunger hast. Hör auf, wenn du satt bist." Nach einen verlorenen Jahr LowCarb und später dann 16:8 kenne ich meinen Kör-per genau und habe gelernt, meine Bedürfnisse ernst zu nehmen. Gewichtsverlust ist nicht alles. Wichtig ist das man sich gesund wohlfühlt. Genau das tue ich jetzt nach zwei Jahren „Never give up".

**18.November 2020** Gestern Abend Tragödie in Sevilla die Deutschen Profikicker verlieren 6:0. Nach dem 1:0 durch die Spanier in der 17. Minute habe ich mich ins Bett gelegt. Ich hatte dann einen Traum, so unwahrscheinlich wie es klingt ich habe geträumt das die Nationalmannschaft 5:1 verloren hat. Ich bin dann so um drei Uhr aufgewacht und habe im Text nachgeschaut und es war noch schlimmer. Was solls man muss auch gönnen können. Ich gönne mir bei meiner intuitiven Ernährungsweise nachfolgende Nahrungsmittel. Heute fange ich mal mit dem Frühstück an. Haferkleie, Leinsamen, Weizenkeime, Dinkelflocken, Sesam, Magerquark, Weizenkleie, Leinöl, Stevia, Früchte aller Art, Magerjogurt, geröstete Mandel und Kürbiskerne, frischer Ingwer, Walnüsse und Hanfnüsschen mache ich mein Morgenmüsli. Dazu Kaffee, Ingwershot meistens zwei Scheiben selbstgebackenes Vollkornbrot mit Ziegenrahm und Sardellenpaste, Paprikapaste, Tomatenmark und Ähnlichem. Ich stelle mir es nach Lust und Laune zusammen. Sehr gehaltvoll und schön langsam genießen.

**19. November 2020** Heute habe ich bei Marcus im Bread'n'Bun Bakery ausgeholfen, dabei eine nette junge Frau kennengelernt die über 50 kg abgenommen hat. Respekt sage ich da nur. Allerdings hat sie mit einem sogenannten Magenband erreicht. Aber egal das Ergebnis zählt. Ich wünsche ihr das sie das Gewicht halten kann. Mein Schrittzähler zeigt heute 16000 Schritte an. Auf der Waage heute Morgen auch erfreuliches. Läuft.

Zum Mittagessen gab es heute panierten Kabeljau und lecker Saletsche, dazu eine Scheibe selbstgebackenes Vollkornbrot und als Nachtisch zwei gelbe Kiwis.

**23.November 2020** Das Wochenende ist vorbei. Ich habe am Samstag etwas überzogen (fast 20000 Schritte auf dem Pacer) und war am Sonntag ziemlich platt. Das Wetter hat umgeschlagen jetzt ist es der triste November mit seinem Nebel und grauem Himmel. Ich werde trotzdem versuchen nichts an Gewicht zuzulegen.

**24.November 2020** Jetzt ist die Zeit um den ganzen süßen Sachen zu widerstehen. Mir ist es bis jetzt ganz gut gelungen. Früher habe ich mich auf Lebkuchen, Zimtsterne und Mandelmakronen gestürzt. Ich esse nichts mehr davon. Ich will das jetzt nicht missionieren, aber mir bekommt das zuckerfreie Leben einfach besser. Im Fernsehen sah ich eine Gesundheitssendung in der vor dem Genuss von Süßstoffen in Getränken gewarnt wurde. Die Darmflora leidet darunter und auch Diabetes vom Typ 2 kann dadurch begünstigt werden. Ich süße nur noch mit Honigkraut. Es stammt aus Südamerika und schmeckt von Natur aus extrem Süß. Im Vergleich zu unserem heimischen Rübenzucker ist die Stevia-Pflanze 30mal süßer. Dabei enthält sie weder Kalorien noch Zucker. Ich verwende pro Tag einen Teelöffel davon im Morgenmüsli. Das reicht dann auch aus.

**26. November 2020** Gott hat wieder seine Hand zurückbekommen. Diego Maradona ist mit 60 Jahren gestern gestorben. Dagegen erblickte Pipi Langstrumpf mit ihrer Villa Kunterbunt vor 75 Jahren das Licht der Welt. Mit vollem Namen Pippilotta Viktualia Rollgardina Pfefferminz Efraimstochter Langstrumpf. Jeder kennt sie und die Kinder lieben sie. Was würde sie wohl in der Corona Zeit anstellen?? Diese schlimme Zeit hat die Bundes- und Landesregierungen gestern dazu bewogen die Zügel wegen des hohen Infektionsgeschehen nochmals anzuziehen. Für mich ist es der falsche Weg ohne feste Regeln und festen Beschlüssen. Das man die Speiserestaurants weiterhin geschlossen lässt, auch so eine fragwürdige Entscheidung. Ich lasse mich von den Dingen die passieren nicht beeindrucken und ziehe weiterhin mein Ding durch. Uhu ist jetzt das Ziel.

**28. November 2020** Ingrid, eine gute Fotofreundin hat sich wie ich auch sehr auf unser Wiedersehen gefreut. Jedenfalls kam es mir so vor. Wir tranken Kaffee und lachten auf Abstand. Sie freute sich über das frische Bio-Dinkelvollkornbrot das ich mitbrachte und wir schmunzelten über Geschichten aus vergangenen Jahren. Etwas erschreckend die Nachricht von einem gemeinsamen Freund dessen Körpergewicht auf unglaubliche 192 kg gestiegen ist. Abnehmen war natürlich ein Thema. Aber auch sie ist auf einen guten Weg und hat schon entspannte fünf kg abgenommen. Heute Morgen hatte ich Tiefstand 104 kg. Vllt. Schaffe ich ja heuer noch Uhu. Wenn nicht auch kein Problem. Ich sehe es nicht verbissen.

**02. Dezember 2020** Gestern ist in Kitzingen der erste Schnee gefallen. Totales Chaos auf den Straßen. LKWs blieben an Steigungen stecken und Fahrzeuge mit Sommerbereifung kamen von der Straße ab. Ich machte wie jeden Tag meinen Morgenspaziergang und konnte ein paar schöne winterliche Motive fotografieren. Nach einem kurzem Mittagssnack ging es hoch in den Innopark. Fünf Stunden Backstubenluft. Am Ende des Tages zeigte mein Schrittzähler 21000 Schritte an. Mir knurrte der Magen, aber ich hielt durch und wurde dadurch am Morgen mit einem neuen Niedrigwert belohnt. 103 kg. Den heißt es jetzt zu halten. Kann sein das er wieder um einige Gramm nach oben geht aber der Trend ist eindeutig und der zeigt Richtung Uhu.

**03. Dezember 2020** Gestern ist im Alter von 94 Jahren der frühere französische Staatschef Valéry Giscard d'Estaing an einer Covid Erkrankung gestorben. In Großbritannien wird dagegen ab nächster Woche mit dem Impfen gegen Covid begonnen. Ich lass mich auch impfen sobald es möglich ist. Bis dahin werde ich mich weiter mit meinen Abnahmeprogramm beschäftigen. 😊 Hier mal ein Rezept wie ich heute und auch an anderen Tagen mein Morgenmüsli zubereite: *Zum Einweichen am Abend* ein Esslöffel Haferkleie, El. Weizenkeime, je einen halben El. Geschroteten Leinsamen, Weizenkleie und gerösteten Sesam, ein El. Dinkelflocken, Teelöffel schwach entölter Kakao, je eine Messerspitze gemahlenen Anis und Fenchel einweichen mit sechs Esslöffel Magermilchjogurt. *Am Morgen dann*:

Esslöffel Leinöl, Teelöffel Stevia zwei Esslöffel Magerquark und geriebenen Kurkuma und Ingwer ungefähr so
viel wie ein Daumen. Heute habe ich noch, in Wasser,
gebratene Birnen dazu gegeben. Ich wechsle beim Obst
immer ein wenig durch. Heidelbeeren, Kirschen und
Himbeeren aus dem Froster gehen natürlich auch und
schmecken sehr gut. Obendrauf kommen dann immer
noch einige geröstete Mandeln und Kürbiskerne, dazu
zwei Walnüsse und zwei Paranüsse. Fertig. Ich genieße
jeden Morgen das vorzüglich schmeckende Müsli aus
einer Glasschüssel und lasse mir dazu viel Zeit. 😊 Es
ist ein bisschen Arbeit, aber es lohnt sich.

**04.Dezember 2020** Freitag, letzter Arbeitstag für Lundi
mit ihren Kids. Darum kommt schon heute der Nikolaus. Ich habe derweil, nach einem ausgiebigen Frühstück, meine Mornigwalk Runde gedreht.

**06.Dezember 2020** Nikolaustag. Der kam bei uns schon
am Freitag. Was aber demnächst kommt ist eine erneute
Ausgangsbeschränkung. Bayern weit ab Mittwoch. In
Bayern soll – unabhängig von der Inzidenz – ab Mittwoch eine Ausgangsbeschränkung gelten. Die eigene
Wohnung zu verlassen ist dann nur noch aus triftigem
Grund erlaubt - etwa auf dem Weg zur Arbeit, zum Arzt,
zur Versorgung anderer Personen, zum Einkaufen in-
klusive "Weihnachtsbesorgungen" sowie zur Bewegung
an der frischen Luft. "Im Grunde gilt die gleiche Regel
wie im Frühjahr, außer dass die Läden offenbleiben",
erklärte Söder. Zum Mittagessen heute Schnitzel,

Endiviensalat und Kartoffel-Steinpilz Plätzchen. Ich habe mir dazu ein Gläschen Weißwein gegönnt. Als Nachtisch gab es leckeren Hirse-Mango Brei. Ich bin zweimal gelaufen am Vor- und am Nachmittag. Ungefähr 10000 Schritte hat der Pacer angezeigt. Kann sein das der Zeiger morgen wieder auf 104 steht. Das ist mir aber auch egal.

**08.Dezember 2020** Morgen treten neue, verschärfte Corona Regeln in Kraft. Die Zahlen sinken bayernweit einfach nicht. Kitzingen steht derweil, im Inzidenzwert, ganz gut da. Gestern hatte ich das Vergnügen 1600 Lebkuchen aufzustreichen. Hört sich viel an, aber im Teamwork ging das Ratzfatz. Beim Aufstreichen musste ich daran denken, dass ich früher Lebkuchen in Narkosen Dosen verschlungen hatte. In diesem Jahr habe ich erst einen einzigen verdrückt. Irgendwie vermisse ich das ganze süße Naschzeugs nicht mehr. Mir reicht mein gesundes Morgenmüsli das ich heute mit Mangomus verfeinert hatte.

**09.Dezember 2020** Von Ausgangsbeschränkung habe ich heute noch nicht viel gemerkt. Die Menschen gehen ihrer Arbeit nach, treiben Sport, laufen im Park, holen ihre Kinder von der Schule ab oder führen ihre Hunde Gassi. Was mir heute auch noch bevorsteht. Emma muss an die Luft. Das brave Hundemädchen war dann sechs Stunden alleine in der Wohnung. Gestern konnten wir noch eine gute Tat vollenden. Wir fanden einen Schlüssel und konnten diesen an die Besitzerin übergeben. Er lag ganz in der Nähe der Stelle wo wir am Sonntag die verzweifelte Frau getroffen hatten die nach ihrem Schlüssel suchte. Da ich jeden Tag im Park unterwegs bin, ließen wir uns ihre Handynummer geben. Ich hätte gerne ihr ungläubiges Gesicht beim Anruf gesehen. Jedenfalls brachte auch sie ein Care Paket mit. Gut die Lebkuchen sind vom Discounter, aber Mandarinen und vor allem der selbstgebastelte Stern erfreuten mein Herz. Zum Mittagessen gab es Rote Linsennudeln mit Gemüse und Schimmelkäse. Dazu einen kleinen Tomatensalat mit feingehackten Zwiebeln und schwarzen Oliven. Für mich der Spruch des Tages: „Wer schweigt, stimmt nicht immer zu. Er hat nur manchmal keine Lust mit Idioten zu diskutieren." (Albert Einstein)

**11.Dezember 2020** Trübe Aussichten für Weihnachten. Markus Söder hat den totalen Lockdown ausgerufen. Kitzingen liegt in der Inzidenz auch wieder über Hundert. Ich habe heute Berches gebacken. Ich habe es nach einem alten Rezept meines Großvaters aus dem Jahre 1938 hergestellt. Berches ist das Brot der Juden und es wird am Schabbat gegessen. Früher hat es immer Samy Habberfeld, Mitbesitzer der Hill-Billy-Bar, bei uns in der Bäckerei gekauft. Ich glaube mein Opa hat das Rezept vom „Sichels Jud" einen Bäckermeister, der in der Rosenstraße seine Matzenbäckerei hatte und später dann von den Nazis umgebracht wurde. Er war Mitglied der Bäckerinnung und so viel ich aus Erzählungen mitbekommen habe ein sehr netter Kollege. Was war sonst noch? Keine Ahnung, der Schlosspark auf dem Schwanberg wurde geschlossen. Gefahr durch Totholz. Wenn man in den Tageszeitungen diverse Leserbriefe liest könnte man zu der Meinung kommen das sich Kitzingen abschafft. Jedenfalls schön ist es nicht, dass das Städtische Museum, beide Bahnhöfe, das Bürgerzentrum und jetzt auch noch das Parkhaus in der Innenstadt geschlossen wurden. Mein Gewicht dagegen war am Morgen zeigte erfreuliche 103 kg. Zum Frühstück gab es: Mein Spezialmüsli und zwei dünne Scheiben Brot mit Ziegenrahm und Roastbeef. Mittagessen: Ein Kilo Sauerkraut 😊 zwei Scheiben Kassler, zwei Schoppen Silvaner und hinterher noch ein paar geröstete Mandeln und Macadamia Kerne. Kann sein das es etwas viel war. Aber was solls.

**14.Dezember 2020** Heute wäre Onkel Charly hundert Jahre alt geworden. Leider ist er schon über 40 Jahre Tod. Tod sind in den nächsten Tagen auch die Innenstädte in Deutschland. Die Krankenhäuser sind nicht mehr aufnahmefähig und der harte Shutdown wurde ausgerufen. Vorläufig erst bis zum 10. Januar. Ich glaube aber nicht das bis dahin die viel beschworene 50iger Inzidenz erreicht werden kann. Die Zahlen steigen und auch die Toten. Eigentlich war es allen Verantwortlichen bekannt was kommt. Gehandelt wurde nur halbherzig. Medien und Querdenker trieben die Regierung vor sich her. Niemand traute sich im Oktober den harten Schnitt zu vollziehen. Nun ist es halt so. Lundi hat heute früh im Landratsamt angerufen, der verantwortliche Leiter für den Sozialen Dienst und Tagespflegevermittlung wusste von nichts. Was macht der Mann den ganzen Tag?? Egal. AHA und Lüften mehr kann man als Normalbürger nicht machen. Meine 103 kg haben sich jedenfalls stabilisiert und ich lasse mich durch nichts mehr von meinem Plan abbringen weiter an Gewicht zu verlieren. Frühstück heute: Müsli wie immer, heute mit einem Zusatz an Kokosmilch. Mittagessen: Reste vom Sonntag. Da gab es irgendetwas Indisches. Brot habe ich auch schon wieder gebacken.

**16. Dezember 2020** Tag der Wahrheit. Heute wird Blut gezapft und am Montag bekomme ich das Ergebnis mitgeteilt. Das Gewicht jedenfalls hat sich weiter verringert. Mornigwalk, Working in der Bakery und Disziplin beim Essen haben sich weiter ausgezahlt. Ich freue mich, wenn auch nicht überschwänglich. Die Gesamtsituation, mit den hohen Covid Zahlen und dem damit verbundenen eingeschränkten Weihnachtsfest, lassen dies einfach nicht zu. Wir werden aber das Beste daraus machen. Heute heißt es erstmal nüchtern bleiben, dann ein kürzerer Morningwalk zum Doc. Dort wahrscheinlich warten im Freien bis man dran kommt. Blutabnahme. Rückmarsch zum Col de Fox. Dann etwa um 9 Uhr endlich Frühstück. Ich habe mir zwei wachsweiche Eier gewünscht, dazu selbstgebackenes Brot und drei kleine Ziegenkäse die mit Speck umhüllt in der Pfanne gebraten werden. Kein Müsli. Morgen wieder.

Mittagessen habe ich Salat mit Käse eingeplant. Das wars dann wieder für heute. Mir knurrt der Magen.

**17.Dezember 2020** Heute Klamotten aussortiert. Ich bin fest entschlossen nichts mehr zuzulegen. Im Moment gibt es dazu, das zu erwarten, keinen Anlass. Heute erneut Tiefstand auf der Waage. 102 kg. Frühstück: Spezialmüsli, wie immer nur mit unbehandelten Zutaten. Mittagessen: Salat, gebackenen Käse und ein Apfel als Nachtisch.

**18.Dezember 2020** Ich sitz in meinem Office und weiß nicht genau was ich schreiben soll. Ein Paketbote nach dem anderen gibt ein Paket oder Päckchen ab. UPS, DHL, Hermes, GLS oder DPD, der Platz in der Straße wird eng. Gestern habe ich beim ausmisten meines Kleiderschrankes weitergemacht. Einen großen Sack mit zu groß gewordenen Klamotten habe ich bereits letzte Woche in den Altkleidercontainer der Aplawia geworfen. Ich war so ein richtiger Outfit Messi und habe alles aufgehoben was ich in den letzten 50 Jahren so an Klamotten angeschafft hatte. Auch mein 42 Jahre alter Hochzeitanzug hängt noch im Schrank. Das erstaunliche daran, er passt wieder. ☺ Ich werde ihn jedenfalls nicht entsorgen. Schön wäre es, wenn ich ihn im Sarg angezogen bekomme. Jetzt wird es Makaber. Lundi hat mir gerade neue Unterwäsche bei Lidl gekauft. Nix mehr Größe XL, alles in L und es passt wie angegossen.

Frühstück heute: Spezialmüsli und zwei Scheiben vom selbstgebackenen Stoffwechselbrot mit Ziegenrahm, Paprika- und Tomatenmark und ein wenig Sardellenpaste. Dann Morningwalk. Zum Mittagessen dann: Leber Klößchen Suppe, frisch gebackenes Brot und ein Gläschen Silvaner. Noch sechs Tage bis Weihnachten. Inzidenz heute im Landkreis Kitzingen 167.

**21.Dezember 2020** Weihnachten rückt näher, vom Gefühl her ist heuer alles anders. Jupiter und Saturn stehen in seltener Konstellation. Bei dieser sogenannten Konjunktion kommen sich die beiden Planeten ungewöhnlich nahe. Das lässt sich aus unserer Perspektive offenbar nicht nur gut beobachten, sondern weckt auch Erinnerungen an die Weihnachtsgeschichte. Leider regnete es am Abend und man konnte nichts am Himmel erkennen. Ein schönes Gefühl hingegen ist, wenn sich die Kleidergröße von XL auf L ändert, so wie es bei mir jetzt der Fall ist. Ein schlechtes Gefühl weckt bei mir die Tatsache das in England das Virus mutiert ist und jetzt wesentlich gefährlicher sein soll. Alle Flugverbindungen nach England wurden unterbrochen. Heute hatte ich ja noch meinen Dezember Check beim Doc. Er war sehr zufrieden und ich natürlich auch. Der Gewichtsverlust, in Verbindung mit den täglichen Walks und mein Müsli bzw. Stoffwechselbrot zeigen Wirkung. Traumhafter Blutdruck 115/75 und ein HbA1c Wert von 5,7 sind das Ergebnis meines starken Willens und darauf bin ich richtig stolz. Es spornt mich an noch einige Zeit weiterzumachen. Ursprünglich wollte ich nur bis Seite 200 schreiben, doch jetzt werden es einige Seiten mehr werden. Möge meinen Lesern, dass sie nach der Lektüre meines etwas unorthodoxen Fahrplans, ebenfalls so ein Glücksgefühl erleben können wie ich es gerade empfinden darf. Frühstück heute: Müsli Spezial das erste Mal mit Erdmandeln verfeinert. Zum Mittagsmahl gab es Blumenkohl und Spinatspätzli aus Dinkelvollkornmehl. Alles gewürzt mit dem Maghreb Gewürz Ras el-Hanout. Zur Feier des guten Ergebnisses beim Doc gönnte ich mir zwei Gläschen fränkischen Winzersekt. Das Dessert bestand aus Hirsebrei, mit Erdbeermus, aus gefrorenen Früchten und fettarmer Sprühsahne. Danach, leicht beschwipst, ein kurzes Schläfchen, bevor es mit Emma der kleinen Old Englisch Bulldogge zu einem ausgiebigen Spaziergang ging.

**26. Dezember 2020** So schnell kann es gehen. Weihnachten zu gut gegessen und getrunken und schon sind wieder vier Kilogramm draufgekommen. Mir ist das aber ziemlich egal. Es waren schöne Tage und wir haben dank Lundis leckerer Küche, wirklich sehr gut gegessen. Es gab Rehbraten, Rotbarsch und einiges mehr. Dazu die guten Weine, wie einen 2018er Wipfelder Zehntgraf Silvaner Spätlese, ließ das Weihnachtswochenende zu einem kulinarischen Gourmeterlebnis werden. Man muss die Feste feiern wie sie fallen. Sechszehn zu Acht hat Pause. 🍷🫖

**28.Dezember 2020** Es hätte schlimmer kommen können. Aber wie sagte ein bekannter Fernsehkoch: „Man
nimmt nicht zwischen Weihnachten und Neujahr zu,
sondern zwischen Neujahr und Weihnachten!" Für mich
gibt es nur eine Devise: „Never give up!" Da fällt mir
die Geschichte von der Scheibe und der Kugel ein. So
ist es auch mit dem Abnehmen auf Dauer. Das Ende der
Scheibe ist es nicht was man erreichen sollte, die Kugel
dreht sich weiter und es wird immer ein auf und ab geben. Es ist kalt und ungemütlich geworden. Wird mich
aber nicht von meinem täglichen Morningwalk und den
Nachmittagsspaziergängen mit Emma abhalten.

**01. Januar 2021** Schlechte Vorzeichen für das neue
Jahr oder einfach nur Pech. Jedenfalls habe ich mir am
Silvestermorgen durch eine Unachtsamkeit eine Zehe
am rechten Fuß gebrochen. Der Morningwalk fällt für
eine Weile flach. Auch die geliebten Spaziergänge mit
Emma. Mal schauen ob ich die nötige Courage auf-
bringe und trotzdem nicht in die alte Frustfresszeit zu-
rückzufallen. Zum Mittagessen gab es das traditionelle
Sauerkraut mit Bratwürsten.

**04.Januar 2021** Meiner Zehe geht es wieder gut. Den
Ersten Walk habe ich schon hinter mir. Die Corona
Schutzimpfungen laufen nur schleppend an. Irgendwie
werde ich das Gefühl nicht los das die Politik versagt
hat. Ich will mich aber dazu nicht weiter auslassen. Nur
ein kleines Beispiel dazu. In der Würzburger Uniklinik

wurden die Impfungen für die Pflegekräfte auf der Covid Intensivstation um zwei Wochen verschoben, unterdessen wurden die Verwaltungskräfte aber schon alle geimpft. Ich weiß das aus einer sicheren Quelle und kann nur den Kopf schütteln. Aber Corona ist nicht das Thema des Buches. Mein Gewicht ist wieder leicht angestiegen, aber es ist noch alles im grünen Bereich. Zum Frühstück gabs heute wie fast jeden Tag mein Spezialmüsli und zwei Scheiben Stoffwechselbrot mit Ziegenrahm und Corned Turkey. Ich habe heute ein weiteres sehr leckeres Stoffwechselbrot, mit vielen Walnüssen, gebacken. Davon habe ich gleich zwei Scheiben zum Mittagessen gegessen. Es gab geschmorte Champignons mit Sojasauce abgelöscht und leckeren panierten Sellerieschnitzel. Als Nachtisch Ananas. Das hätte Gerry Marsden dem Sänger von "You'll Never Walk Alone" sicherlich auch geschmeckt. Wenn das Lied in einem vollen Stadion angestimmt wurde, bekamen wohl alle Fußballfans Gänsehaut. Viele Fans werden nach der Post-Corona-Zeit, die es irgendwann einmal geben wird, dieses Lied dann wieder anstimmen. Ich durfte das mal in Dortmund vor langer Zeit erleben. Im Alter von 78 Jahren starb nun Sänger Gerry Mardsen. Zusammen mit seiner Band Gerry and the Pacemakers machten sie den Song zur weltweiten Fußball-Hymne, nicht nur in Dortmund, vor allem auch an der Anfield Road in Liverpool.

**6.Januar 2021** Dreikönig ohne Könige. Im Gegenteil die Restriktionen werden verschärft. Es ist ja auch das

Einfachste. Heute Morgen war ich aber unterwegs um die ganze Corona Kacke aus dem Hirn zu bekommen. Ich mag ja dieses Dämmerlicht im Morgengrauen. Heute ist es das zweihundertneunundfünfzigste Mal das ich das genieße. Beim Start am Bleichwasen ist es noch ganz dunkel nach zehntausend Schritten ist der Tag erwacht. Jedenfalls manchmal. Heute nicht, es fängt an zu schneien. Die seltsame stille Dunkelheit wird plötzlich durch einen Schuss unterbrochen. Die Saatkrähen fliegen in einer vereinigten Wolke aus den Bäumen am Mainufer. Durch das krächzen der Vögel ist die Stille vorbei. Als ich nach Hause fahre sehe ich nur die kleinen Cars der Pflegedienste auf den Straßen. Lockdown eben. Wenn ich an die ganzen Statements der verschiedenen Politiker in der letzten Zeit denke fällt mir ein Zitat von Friedrich Nitzsche ein: „Glaube ist nicht wissen was wahr ist." Egal. Ich setze zu Hause einen Vorteig für ein Ciabatta an. Natürlich mit Dinkelvollkornmehl. Lundi hat Forellen besorgt, dazu Salat und das frischgebackene Brot. Im Glas ein guter Barolo. Herrlich was braucht man mehr. Nach dem Mittagessen machen wir einen ausgedehnten Spaziergang durch die Weinberge von Sulzfeld. Emma werde ich wohl eine Zeitlang nicht sehen können. Meine Tochter hat sich freiwillig für die Corona Intensivstation gemeldet. Es ist ihr zu riskant uns zu treffen. Schade. Ich kann sie verstehen. Ihr soziales Herz schlägt eben noch, trotz der beschissenen Bezahlung der Pflegekräfte. Deutschland sollte sich schämen.

**7. Januar 2021** Den Morgenspaziergang legte ich heute so dass es über Buchbrunn zurück nach Kitzingen ging. Der Pacer zeigte 12000 Schritte, was mich aber nur marginal interessiert. Interessant für mich der Grabenschütt, eine Gasse zwischen dem Neuen Weg und dem Hindenburgring Nord, im Herzen von Kitzingen. Ich bin die gesamte Gasse das letzte Mal vielleicht vor 60 Jahren, als Schulkind, durchgelaufen. Jedenfalls war die Route heute Morgen sehr abwechslungsreich. Im Hinterkopf hatte ich immer noch die Bilder aus Washington. Als Protest gegen das Wahlergebnis zogen Anhänger des Noch-Präsidenten Donald Trump auf dessen Ermutigung ins Kapitol und drangen in den Sitz des Kongresses ein. Politiker aus aller Welt äußerten sich via Twitter zu den Krawallen und bezeichneten sie als "beschämend", "unfassbar" und "verstörend". Vier Menschen mussten bei den Unruhen ihr Leben lassen. Amerika im Schockzustand. Das ist also das Erbe des schlechtesten Präsidenten, den Amerika je hatte: ein hasserfülltes, vergiftetes Land, in dem die Gewalt alle paar Wochen eskaliert. Kenosha, Los Angeles, Madison, Minneapolis, nun Washington: eine Spur der gesellschaftlichen Verwüstung. Ich bin froh das ich in Deutschland leben kann. Frühstück heute: Müsli Spezial, dazu Dinkelvollkorn-Ciabatta und Walnussvollkornbrot mit Ziegenrahm. Mittagessen: Gebratene Birnenspalten mit Gorgonzola.

**10.Januar 2021** Gestern fühlte ich mich seit langen wieder etwas unwohl. Weiß auch nicht was das war.

Trotzdem machte ich zwei längere Spaziergänge, das hilft immer. Das Wetter war für kurze Zeit sehr sonnig. Ich habe es genossen und mein Vitamin D Spiegel auch. Zum Mittagessen gab es leckere Kotleka (auf fränkisch Fleichküchli) dazu frischgebackenes Vollkornbrot, Tomaten mit schwarzen Oliven und Rote Beete Salat. Als Nachtisch hatte Lundi einen wunderbaren Schokopudding gezaubert. Gewicht hat sich wieder stabilisiert. Das Gute ist das ich oft gar nicht mehr daran denke. Es hat sich bei mir einfach eingeschliffen das ich am Abend nichts mehr esse. Meistens habe ich gar kein Gelüste mehr und freue mich mit dem zu Bett gehen auf das Frühstück am nächsten Tag. Wenig gefreut hat sich Donald Trump als er merkte das Twitter seinen Account für immer gesperrt hat. Gut so, dann hat seine Hetzerei endlich mal ein Ende, jedenfalls auf dem Kanal. Laut Gesundheitsminister Jens Spahn sind in Deutschland bereits 500000 Menschen gegen das Corona Virus geimpft. Bin mal gespannt wann ich an der Reihe bin. Frühstück heute: Müsli mit Kurkuma und Ingwer, frisch gerieben. Mittagessen war dann wie jeden Sonntag der Hammer: Putenschnitzel, Champions mit jungen Spinatblättchen und dazu Süßkartoffeln in zwei Varianten. Als Nachtisch: Erdbeer-Mandel Quark ohne Zucker. Gelaufen bin ich zweimal ein flott in der Morgenkälte und einmal ein wenig langsamer mit Emma in der wohltuenden Mittagssonne.

**12.Januar 2021** Starker Schneefall heute. Bin trotzdem meine Morgenrunde gelaufen. Der Schnee war nass und meine Jacke auch. Da muss man hart bleiben und gleich heiß duschen. Die Feiertage habe ich gut verkraftet heute mit 102 kg wieder das niedrige Gewicht erreicht. Frühstück gestern und heute: Müsli mit aufgetauten Kirschen und viel Nüssen. Brot ohne Namen gebacken und zum Mittagessen gibt es Blumenkohl. Übrigens wer beim Lesen des Buches bis hierhergekommen ist, der wird es wohl ebenfalls schaffen abzunehmen. Eigentlich wollte ich bei Seite 200 aufhören zu schreiben. Mach jetzt aber weiter. Mindestens noch solange bis ich UHU (unter Hundert) erreicht habe. Am Wochenende gibt es bei einem Discounter preiswerte Nüsse. Da werde ich mich richtig eindecken. Zumindest mit Walnüssen und Kürbiskernen. Da bin ich wie die Australische Beutelmaus. Die Corona Schutzimpfungen für heute sind schon wieder abgesagt worden. Schlechte Organisation. Ich wäre eh noch nicht dran. So schiebt sich aber die Impfung immer weiter hinaus. Ich muss an das Projekt Erbium (mein 68. Geburtstag) denken. Vielleicht klappt es ja heuer mit einer Geburtstagsfeier am 27. März.

**14. Januar 2021** Heute erfreulicher Blick auf die Waage. 101 ist eine schöne Zahl. Beim Morningwalk ein toller farbenfroher Sonnenaufgang. Frühstück: Genussmüsli mit vielen Nüssen und das erste Mal mit gerösteten Kichererbsen, muss ich aber nicht immer haben, schmecken irgendwie mehlig. Mittagessen: Linsennudeln mit Gemüse und vielen Gewürzen. Für das Wochenende werde ich mir einen Pinot Grigio besorgen. Lecker auch das Walnuss Brot das ich gestern gebacken hatte. Einfach mal so ein Resümee. In den 267 „Morgenspaziergängen" in den letzten Wochen und Monaten habe ich ungefähr 1600 Kilometer zurückgelegt, es waren ehr mehr, dabei gut 120000 Kalorien verbrannt und die Sohle eines Brooks Chariot durchgelaufen. Ernährungswissenschaftler sagen ja das es beim Abnehmen zu 20% auf die Bewegung ankommt und zu 80% auf kluge, gesunde Ernährung. 6:5 sind dagegen die Zahlen im Pokalmatch. Holstein Kiel – Bayern München. Bayern ist ausgeschieden. Hochmut kommt vor dem Fall.

**15.Januar 2021** Eigentlich geht es mir gut. Die geplante Verschärfung des Lockdowns macht mir aber schon Sorgen. Die Temperatur heute Morgen war mit -4 Grad ziemlich sportlich und mein Rücken hat wieder ein wenig geschmerzt. Frühstück: Müsli und drei dünne Scheiben Walnussbrot mit Käse und komischen Salamisticks die nach nichts geschmeckt hatten.

**19. Januar 2021** Die Corona Schutzmaßnahmen und der damit verbundene Lockdown sollen noch einmal angezogen bzw. verlängert werden. Dagegen ist der Impfstoff so knapp das in meiner Heimatstadt diese Woche nur zweimal geimpft werden kann. Alles ziemlich frustrierend. Deshalb habe ich mir am vergangenen Sonntag einen Aufheller, in Form einer Flasche leckeren Pinot Grigio, gegönnt. Dazu leckere Schnitzel mit Pilzen. Als Nachtisch Hirse-Apfelbrei mit Erdbeersoße, in der Pfanne karamellisierten Walnüssen mit Williams-Birnen. Sehr lecker alles. Kontrollwaage heute: 101 kg.

Frühstück: Big-Müsli mit Dinkel- und Amaranthpops. Mittagessen heute: Großer Salatteller. So kurz vorm erreichen der Hunderter Marke bin ich einerseits froh und andererseits mache ich mir Gedanken das erreichte auch zu konservieren. Viele Leute sagen zu mir das auch ich dem Jojo-Effekt nicht entkommen werde. Ich bin gespannt. Noch bin ich fit und gierig um weiterzumachen.

**21. Januar 2021** Joe Biden wurde gestern als neuer US-Präsident vereidigt. Donald Trump machte sich aus dem Staub. Ich habe mich gestern auch zweimal aus dem Staub gemacht und insgesamt 20000 Schritte geschafft. Bei der zweiten Runde war Emma dabei. Es war wieder sehr lustig mit ihr. Frühstück und Mittagessen waren in Ordnung, beim Gewicht gibt es nichts Neues. Was man von den Viren nicht sagen kann. Der gefährliche, englische Mutant B.1.1.7 ist jetzt erstmals in Franken, bei einem Reiserückkehrer aus England, in Bayreuth, entdeckt worden. Irgendwie habe ich ein komisches Gefühl.

Heute ist der 21. Tag des 21. Jahres im 21. Jahrhundert und ich habe bis jetzt zweimal 21kg abgenommen. 😊

**24.Januar 2021** Heute habe ich auf meinem Blog, nach meinem Morgenspaziergang geschrieben: „Die Bedingungen waren heute Morgen grenzwertig. Starker Wind und nasser Schnee. Bei mir ist aber mittlerweile so dass ich das tägliche Laufen brauche wie das selbstgebackene Stoffwechselbrot und das Ingwermüsli. Es ist irgendwie schon Ritual. Es ist meine Zeit, die Zeit in der ich seit 54 arbeitsreichen Jahren nur noch das mache was mir Spaß macht. Ich bin zurzeit, trotz Pandemie, sehr glücklich und das lasse ich mir von niemanden mehr nehmen." Sowas schreibt man nur wenn man es auch so erlebt. Losgelöst von allen Verpflichtungen. Konzentriert auf das wesentliche im Leben. Gestern habe ich zu viel Eis, zu viel Wein und zu viel Schokolade gegessen und getrunken. So what. Auf der Waage blieb mein Gewicht gleich. Ab und zu haue auch ich über die Stränge.

**26.Januar 2021** Starker Schneefall ließ den Mornigwalk zu einem winterlichen Erlebnis werden. Im Backofen geht gerade ein Stoffwechselbrot auf. Ich habe es heute wieder mit acht Gewürzen gebacken. Zum Mittagessen gibt es Lachsforelle mit Salat und zum Dessert gebratene Birnenspalten mit in Stevia karamellisierte Walnüsse. Ruhig war es am Abend in der Stadt, sie fühlte sich an, als läge sie im Dornröschenschlaf. Irgendwann werde ich mich an diese Zeit erinnern. Mein Rhythmus verändert sich trotzdem nicht. Andere Menschen gehen differenzierter mit der Situation um. Ich spüre Vorfreude auf den nahenden Frühling. Sonnenstrahlen werden meinen Körper erwärmen und frohen Mutes werde ich wieder die erwachende Natur wahrnehmen und mich an ihr erfreuen, wie jedes Jahr. Da ändert auch die Pandemie nichts daran.

**27.Januar 2021** Grandioser Sonnenaufgang heute Morgen. Vor einem Jahr hatte ich noch 22kg mehr an Gewicht und bei Webasto in Oberbayern trat der erste Corona Fall auf. Ein Jahr Geschäfte auf Geschäfte zu. Lockdown hier, Shotdown dort. 53.619 Menschen sind seitdem in Deutschland an dem Virus gestorben. In Bayern sind es über 10000 und im Landkreis Kitzingen fast 60. Die weltweite Ausbreitung der Coronavirus-Mutanten besorgt die Bundesregierung sehr. Sie ist deshalb offenbar bestrebt, den Reiseverkehr weiter einzuschränken. Innenminister Horst Seehofer plant dazu verschärfte Grenzkontrollen, aber auch eine massive Reduzierung des Flugverkehrs. Seehofer will deshalb zur Bekämpfung der Corona-Pandemie den Flugverkehr nach Deutschland massiv einschränken. Frühstück heute, wie jeden Tag mein Spezialmüsli mit viel frisch geriebenen Ingwer. Dazu reichlich Kaffee und drei dünne Scheiben Stoffwechselbrot mit Käse und Rinderschinken. Mittagessen: Bratwürste mit Sauerkraut, als Nachtisch Erdbeerquark mit Nüssen.

**28.Januar 2021** Heute habe ich die magische Grenze von hundert Kilo erreicht. Der Morningwalk ging dann fast wie alleine. Bei der Anfahrt Phil Collins der die Tage seinen Siebzigsten feiert und zurück dann mit den Hosen im Autoradio, über die es in der ARTE Mediathek eine tolle Dokumentation ihrer Rekordtournee "Laune der Natour" von 2018 gibt. „An Tagen wie diesen" habe ich schon einen Grund ein bisschen zu feiern.

**31.Januar 2021** Mit dem Impfen klappt es hinten und vorne nicht. Egal heute ist Sonntag ich habe meinen Morningwalk hinter mir. Zum Mittagessen habe ich mir zwei Gläser Primitivo gegönnt. Zum Dessert gab es leckeren selbstgebackenen Apfelkuchen mit Sprühsahne. Frühstück wie immer? Nicht ganz, der Protein Pudding von einem Discounter schmeckte auch ganz gut.

**01.Februar 2021** Der Walk heute Morgen war ziemlich unangenehm. Nieselregen und kalter Ostwind. Für die sechseinhalb Kilometer habe ich knapp eine Stunde gebraucht. Warme Dusche und heißer Kaffee after. Frühstück fast wie jeden Tag, einziger Unterschied heute, das Müsli habe ich mit einem Proteinjoghurt angerührt.

**02. Februar 2021** Trotz Lichtmess bescheidenes Wetter mit Nieselregen und fallenden Pegel beim Morningwalk am Main. Am heutigen „Mariä Lichtmess Tag" endet für gläubige Katholiken die Weihnachtszeit. Und spätestens jetzt merkt man: Die Tage werden wieder deutlich länger. Heute ist auch Groundhog Day auf Deutsch Murmeltiertag. In den USA ein kulturelles Ereignis, das alljährlich am 2. Februar an mehreren Orten in den USA und Kanada begangen wird. Um eine Wettervorhersage über den weiteren Verlauf des Winters treffen zu können, werden öffentlich und teilweise im Rahmen von Volksfesten Waldmurmeltiere aus ihrem Bau gelockt. Wenn das Tier „seinen Schatten sieht", das heißt, wenn die Sonne scheint, soll der Winter noch weitere sechs Wochen dauern. Leider gibt es in Franken keine Murmeltiere, aber seinen Schatten würden die Murmeltiere heute nicht sehen. Eier sind ja sehr gesund. Heute zum Frühstück zwei Stück wachsweich gekocht und zum Mittagessen drei mit Speck. Die Hundert stehen.

# Die dritte Welle – unter Hundert

**03.Februar 2021** Die Bundesregierung strebt an, den Status der sogenannten epidemischen Lage von nationaler Tragweite bis mindestens Juni aufrecht zu erhalten. Per Bundestagsbeschluss soll die Ausnahmelage entsprechend verlängert werden, wie ein Entwurf aus dem Bundesgesundheitsministerium vorsieht. Langsam geht mit der Pandemie auch auf den Sack. Was aber nicht heißen soll das ich bei meinem Bestreben abzunehmen nachlasse. Heute Morgen war das Wetter sehr regnerisch aber mit 9 Grad+ äußerst mild. Zwei Brote gebacken. Frühstück: Spezialmüsli mit viel frisch geriebenen Ingwer und Kurkuma. Mango Paste und verschiedene Nüsse und Amarantpops als Topping. Mittagessen: Champignons mit Paprika und gerösteten Brot. Nachtisch: Frische Annanas.

**05. Februar 2021** Heute beim Morningwalk eine tote Stockente gesehen. Sie lag auf einem Parkplatz. Kein schöner Anblick. Passte aber irgendwie zum trüben Wetter. Mein Blick auf die Waage heute Morgen war alles andere als getrübt. 99kg. Erstmals unter Hundert. Das hat mich natürlich sehr gefreut. Zum täglichen Training von mir, ohne Ruhetage, möchte ich folgendes anmerken. Seniorensportler/innen die ihr ganzes Leben mehr oder weniger hart trainiert haben um das letzte Zehntel noch herauszuholen, oder schneller zu sein wie der Vereinskollege/in, die haben oftmals mit ihren Gelenken Schindluder getrieben. Bei mir ist das völlig anders. Jegliches auf Zeit walken oder laufen steht nicht auf der Agenda. Darum kann ich entspannt jeden Tag meinen Morgenspaziergang genießen. Mal schneller Mal langsamer. Kein Stress. Wichtig ist mir jeden Tag an die frische Luft. Egal ob Regen, Wind oder Schnee.

**07.Februar 2021** Gestern Abend und heute Nacht konnte man eine geballte Ladung Saharastaub in der Luft sehen. Nach Expertenangaben war es eine sehr hohe Konzentration. Der Himmel färbte sich milchig gelb. Nicht eingefärbt hat sich hingegen meine Laune. Jetzt unter 100 habe ich mein zweites Ziel erreicht. Der Main führt noch Hochwasser aber die Wege die ich jeden Morgen laufe sind nicht überschwemmt.

**10. Februar 2021** Zapfig kalt heute Morgen. Auch am restlichen Tag ging das Thermometer nicht über − 4

Grad nach oben. Den Spaziergang habe ich trotzdem auf fast zwei Stunden ausgedehnt und 600 Kalorien dabei verbraucht. Wahrscheinlich waren es sogar, wegen der Kälte, ein paar mehr. Zum Frühstück wieder mein bewährtes Müsli gegessen, diesmal auch mit geröstetem Sesam. Zum Mittagessen gab es Vegetarische Küchli aus Karotten, Hafenflocken und Reibkäse, dazu Jogurt gemischt mit Rote Beete Saft und Meerrettich. Gewicht wieder leicht über Hundert.

**13. Februar 2021** Fasching fällt heuer aus. Mir ist nach einer Todesanzeige in der Zeitung auch nicht nach feiern zu Mute. Gewicht hält sich so bei 99 kg. Mir pressiert es nicht. Meine Strategie des langsamen Abnehmens ist voll aufgegangen. Ich bin mir auch ziemlich sicher dass es noch weiter nach unten geht. Man muss an sich glauben und den Mut nicht verlieren dann klappt es. Gestern bei einem Discounter eine Hose Size 52 gekauft. Weiß gar nicht mehr wie lange es schon her ist das ich diese Größe hatte. Egal. Draußen ist es richtig A…kalt aber herrlicher, Vitamin D aufbauender Sonnenschein. Also nix wie raus. Die Chinesen hatten ja gestern ihren Neujahrstag. Mal schauen was das Jahr des Büffels für mich und dem Rest der Welt bringt. Die Hoffnung stirbt zu Letzt.

**17. Februar 2021** Aschermittwoch. War es über die leblosen Faschingstage noch eisig kalt gewesen konnte ich heute Morgen bei meinem Spaziergang den Frühling schon riechen. Mit dem Aschekreuzchen wird es wohl für die Gläubigen heute nichts werden. Ich bin froh das ich trotz Geburtstagsfeier bei meiner Enkelin meine 99kg noch stehen. Ich hatte ein Stück Käsekuchen und ein kleines Eck Donauwelle auf dem Kuchenteller. Ehrlich: Mir schmeckt das süße Zeug nicht mehr. Ich schmeckte nur Zucker und künstliche Aromen. Naja wers mag solls essen. Glück hatte ich noch als durch die Rosenstraße gelaufen bin. Ich bin so erschrocken als unmittelbar hinter mir ungefähr so zehn, etwa zwanzig Zentimeter große Eisbrocken, mit lauten Krachen, auf den Gehweg, knallten.

**18.Februar 2021** Der Frühling kommt mit großen Schritten. Ansonsten keine besonderen Begebenheiten. Das Mittagessen war lecker. Linsennudeln mit Gemüse und Marsala.

**21. Februar 2021** Wochenend und Sonnenschein. Mehr gibt's eigentlich nicht zu schreiben. Mein Morgenmüsli Rezept habe ich wieder einmal geändert. Am Abend zum Einweichen: Je einen halben Esslöffel Weizenkleie, Schokonibs vom Rohkakao, Sesam, geröstet, Weizenkeime, Dinkelkleie, Leinsamen, Haferflocken, geröstet, Dinkelflocken, einen Esslöffel Haferkleie, je einen halben Teelöffel Curcumapulver und Fenchelsamen, gemahlen. Einweichen mit sechs Esslöffel Magerjoghurt. Am Morgen dann einen Teelöffel Stevia, einen Esslöffel Kürbiskernöl, zwei Esslöffel Magerquark dann eine Curcuma Wurzel, so groß wie der kleine Finger ebenso reiben wie eine Ingwerwurzel etwa so groß wie zwei Walnüsse. Alles gut durchrühren. Dann ca. 10 Mandeln, 5 Walnüsse und zwei Esslöffel Kürbiskerne darüber. Man kann dann je nach Saison noch verschiedenes Obst darüber geben mein finales Finish dann sind zwei Esslöffel Amaranthpops die ich darüber gebe. Mahlzeit. Guter Start in den Tag. Bei der Ernährung ist es halt sehr wichtig, dass man keine bearbeiteten Lebensmittel zu sich nimmt. In vielen Fertiggerichten sind zu viel Zucker, Salz oder chemische Zusätze die sich ungünstig auf euere Diät auswirken.

**25. Februar 2021** Mittlerweile hat sich 16 zu 8 vollkommen in mein Leben integriert. Ich esse nach wie vor, allen Diätexperten zum Trotz, gerne Brot zum Frühstück und auch zum Mittagessen. Allerdings nur mein selbstgebackenes Stoffwechselbrot. Enttäuscht war ich etwas als ich die Schwelle von 100 auf 99 kg überschritten hatte. Ich habe zwei Jahre dazu gebraucht dieses zu erreichen und dann eines Morgens im Februar war es dann soweit. Ohne Konfetti, Schambus und Rosen in der Badewanne. Trotzdem bin jetzt wieder stolz es geschafft zu haben.

**2.März 2021** Seit gestern haben wieder Baumärkte, Frisöre und Blumenläden in Bayern geöffnet. Ich vermeide aber trotzdem große Menschenansammlungen. Seit einer Woche jetzt herrlicher Sonnenschein. Da macht es richtig Spaß zu laufen.

**8. März 2021** Gestern habe ich mir eine Blase an einer Zehe gelaufen. 17 km waren dann halt doch ein bisschen viel. Schlimmer noch ich habe auch etwas viel gegessen. ☺. Aber was solls, die Lende hat geschmeckt und auch der Rotwein dazu. Walnusseis hatte ich seit gefühlten fünf Jahre nicht mehr gegessen. Erfreuliches dagegen an der Corina Front. Kitzingen verzeichnet heute eine Inzidenz von nur noch 30 und alle Geschäfte können in Zeiten des Zahlenwirrwarrs wieder öffnen. Gewicht hat sich bei 98 kg eingependelt. Das wird wohl jetzt wieder eine Weile dauern bis es wieder etwas weniger wird. Was solls. Ich habe bereits jetzt mehr erreicht als ich mir vor zwei Jahren zu erhoffen gewagt habe.

**15. März 2021** Das Wetter ist immer noch regnerisch. Trotzdem drehe ich nach wie vor meine Runden. Ich brauch das eben. Mit dem Essen nehme ich es nicht mehr so genau. Ich nehme dadurch nicht weiter ab, aber und das ist mir viel wichtiger auch nichts mehr zu. Freue mich aber jeden Tag auf den Mittgasspaziergang mit Emma.

**16. März 2021** Astra Seneca wird ausgesetzt. Für mich stellt sich die Frage wann ich dann endlich drankomme. Es ist wirklich ein Impfdesaster. Ansonsten schönen

Mornigwalk gehabt. Gewichtabnahme pausiert wieder einmal. Ist aber kein Problem.

**26. März 2021** Einen Tag vor meinem 68isten Geburtstag habe ich mit 97kg einen neuen Tiefstwert erreicht. Stolz ist der falsche Ausdruck, ich bin froh das ich es erreicht habe.

**02. April 2021** Karfreitag. Drei Tage intensiver Sonnenschein liegt hinter mir. Das Gewicht ist mittlerweile auf 96kg gefallen. Ich habe nichts anderes gemacht als sonst auch die Wochen davor. Im Gegenteil seit meinem Geburtstag trinke ich vor dem Mittagessen immer ein Gläschen Ouso und zum Essen ein Glas Wein. Das Zeug muss ja weg. 😊 Die Geburtstagsfeier zum Projekt Erbium musste ich leider wegen der hohen Inzidenzzahlen absagen. Egal 47 kg weniger sind 47 kg. Der Erfolg des starken Willens, Grüntee und Vitamin D, wobei da die Wirkung, durch Mitteilungen der Pharmaindustrie, überbewertet ist. Wichtig für mich nach wie vor der tägliche Morningwalk, Mittagsschlaf und dann wenn möglich ein weiterer Spaziergang. Ich mache den meistens mit dem Hund meiner Tochter. Drei Kilo noch dann werde ich das Tagebuch beenden. Oder auch nicht. 😊 Dann sind es 50kg die ich abgenommen habe.

**08. April 2021** Auch nach Ostern noch das gleiche Gewicht wie vor den Feiertagen. Gesteigert habe ich das tägliche walken. Ansonsten aufpassen das man sich nicht mit dem Virus ansteckt.

**10.April 2021** Nach dem Tod von Prinz Philip ist die ganze Welt in großer Trauer um den Ehemann von Queen Elizabeth II. Irgendwann ist es halt vorbei mit dem schönen Leben. Heute großer Bericht einer Frau in einer Tageszeitung: *„Die "Käse Frau" der Hofkäserei Brunner, die Freitag und Samstag saisonale Käseprodukte an ihrem Marktstand in Kitzingen und Würzburg anbietet, hat in neun Monaten 66 Kilogramm Gewicht reduziert – von Kleidergröße 58 auf 42.“* J'enlève mon chapeau. Bei mir geht es nicht so schnell. Ich weiß auch nicht ob es gesund ist so schnell so viel abzunehmen. Bin aber trotzdem zufrieden mit dem was ich bis jetzt erreicht habe. Wenn ich noch von der dritten Welle verschont bleibe bin ich wunschlos glücklich.

**11. April 2021** Eigentlich wollte ich heute gar keinen Eintrag machen. Aber der Neuaufbau meines Trainings zeigt nach wenigen Tagen schon den erhofften Erfolg und die Waage bleibt bei 95 kg stehen. Grüntee und eine tägliche halbstündige Gymnastik sind es wohl die mir den erneuten Push gegeben haben. Zudem, in Anbracht meines geringeren Gewichts, habe ich die täglichen Laufdistanzen verlängert. Alles was jetzt noch wegschmilzt ist Bonus den ich mir hätte nicht träumen lassen.

**16. April 2021** Heute bekam ich einen Anruf von einer Mitarbeiterin meines Hausarztes. Am 20. April steht eine Dosis Biontech für mich bereit. Geht doch.

**19. April 2021** Dies wird mein letzter Eintrag sein. Mit jetzt 93kg habe ich 50kg in gut zwei Jahren, mit Höhen und Tiefen, abgenommen. Zwei Fastentage haben es jetzt ermöglicht das es so schnell ging. Gewicht halten muss jetzt die Devise sein. Aber da bin sehr positiv gestimmt. 18 zu 6 werde ich weiterhin praktizieren. Es tut mir einfach gut. Ich kann jeden nur empfehlen der mit seinem Gewicht hadert es zu versuchen. Einfach anfangen. Hier nochmal die wichtigsten Erfolgsregeln die mir halfen.

Kein Zucker, auch keinen Honig, Ahornsirup oder Ähnliches und da wirklich konsequent sein. Am Anfang keinen Alkohol, später sehr wenig.
Keine Fertiggerichte.
Kein Weißmehl oder Produkte davon.
Keine Kartoffeln, Reis und Nudeln
Keine Softgetränke mit Zucker oder Süßstoffe
Nachfolgende Lebensmittel kann ich empfehlen: Beerenobst, Kirschen, Nüsse aller Art, Magerquark, Magerjogurt, alle Blattsalate, alle Gemüsesorten (Erbsen und Rosenkohl habe ich nicht gegessen, weil sie mir nicht schmecken). Ziegenrahm. Viel Käse in allen Variationen. Sauerkraut.
Sehr gut fürs Müsli ist Haferkleie, Weizenkeime,

Erdmandelmehl, Weizenkleie, Leinsamen, gerösteten Sesam, Haferflocken, Dinkelkleie, Kurkumapulver, schwarzer Pfeffer, Fenchelpulver, Hanfnüsschen, Kakaonibs, Sonnenblumenkerne, Stevia.
Öle verwendete ich Kürbiskernöl und gutes Olivenöl. Manchmal Lein- bzw. Hanföl.
Ab und zu gutes Fleisch oder Wurst schadet nichts.
Selbstgebackenes Vollkornbrot aus Dinkel- und Roggenvollkornmehl.
Jeden Tag eine Große Tasse grünen Tee, viel Wasser und viel Kaffee, auch reine Buttermilch ist gut.

Wie es mit dem Virus weitergeht weiß ja kein Mensch. Ich hoffe das alles irgendwann wieder gut wird.

Einen ausführlichen Rezeptteil gibt es auf meinem Blog
https://www.kitziblog.de

# Never Give up - Teil 2

**20. April 2021** Müsli, Mornigwalk und guter Kaffee. Es geht weiter mit 16:8. Das wird der Anfang des nächsten Buches sein. Ein Leben ohne JoJo Effekt. Hoffe und wünsche ich mir zumindest. Ob es weiterhin so gut klappt werde ich sehen ganz nach dem Motto Never Give up.